活学活用
黄帝内经

曹丽娟◎主编

金盾出版社
JINDUN PUBLISHING HOUSE

图书在版编目（CIP）数据

活学活用《黄帝内经》/ 曹丽娟主编 . -- 北京：金盾出版社，
2025. 3. -- ISBN 978-7-5186-1857-6

Ⅰ . R221

中国国家版本馆 CIP 数据核字第 2025KB9315 号

活学活用《黄帝内经》

HUOXUE HUOYONG HUANGDI NEIJING

曹丽娟　主编

出版发行：金盾出版社	开	本：787mm×1092mm　1/16
地　　址：北京市丰台区晓月中路 29 号	印	张：10
邮政编码：100165	字	数：199 千字
电　　话：（010）68276683	版	次：2025 年 3 月第 1 版
（010）68214039	印	次：2025 年 3 月第 1 次印刷
印刷装订：河北文盛印刷有限公司	印	数：1 ～ 5 000 册
经　　销：新华书店	定	价：69.00 元

前言

《黄帝内经》是我国现存最早的医学典籍，成书于西汉时期，总结了先秦、秦汉时期的医疗经验和学术理论。它为我们解读了人体内的五脏六腑及经络系统如何运作，如何影响我们身体的健康。它还教我们如何因地制宜、顺时养生，如何调节人体的阴阳平衡，如何调节自己的情志，如何追求至上的生命质量。

《黄帝内经》作为中医之源，以古代哲学思想为指导，通过对生命现象的长期观察，以及医疗实践的反复验证，奠定了中医学理论体系的基本框架。它以天人相应的观念和阴阳五行的理论为基础，在此基础之上衍生出改善体质、调整阴阳平衡的养生方法。通过阴阳调和、四时顺养等养生理论，指导人们走向人类养生的最高境界——尽终其天年，度百岁乃去。更为重要的是，《黄帝内经》所论述的都是我们生活中耳熟能详的事物，如春夏秋冬、衣食住行、喜怒哀乐等。《黄帝内经》不仅是中医学之宗，其理论还是指导我们日常生活、饮食起居的健康法则，更是养生长寿之道。

然而，《黄帝内经》中层层交错的概念、相互叠加的理论及深奥专业的术语，常常会使人如坠入云雾之中。为此，本书将从脏腑、经络、药膳、四时和十二时辰等方面将《黄帝内经》中的养生精华为大家一一进行详解，在遵循《黄帝内经》"治未病"思想的同时，又从历代中医经典中撷取顺应自然的养生方法，方便读者更好地掌握。

另外，为了方便读者的理解，本书采用了图文并茂的编写方式，绘制了很多生动而贴切的图画来辅助说明书中的知识，希望读者能够轻松而准确地掌握养生之道。

目录

九种体质辨证养生

第**3**章　顺应四季养生法

第4章 十二时辰养生法

第**5**章　巧用经络穴位得长寿

药食同源，食养药补活百岁

第1章

——《黄帝内经》

传承千年的养生经典

《黄帝内经》已经流传了数千年，其以博大精深的思想和内涵，吸引着一代又一代医家、养生爱好者研读，并实践它的思想。《黄帝内经》到底是一本什么样的书？何以能称为长寿之典？流传数千年而且不断被人们接受、发扬光大？接下来，将一一为您解答。

《黄帝内经》的治未病思想

"不治已病治未病"体现了《黄帝内经》的治未病思想。其指人体在没有产生疾病时就应根据自身情况强身健体，预防疾病的发生，以达到健康长寿的目的。《素问·四气调神大论》中说："是故圣人不治已病治未病，不治已乱治未乱，此之谓也。夫病已成而后药之，乱已成而后治之，譬犹渴而穿井，斗而铸锥，不亦晚乎！"

这段话从正反两方面强调治未病的重要性，已成为现代预防医学的"座右铭"。

其实，《黄帝内经》所倡导的"不治已病治未病"，不仅包括未病先防这一概念，还可以延伸为"已病防变、已变防渐"等多个方面的内容。它告诉人们不但要治病而且要防病，不但要防病而且要注意病变趋势，并在病未产生之前就想好能够采用的施救方法，这样才是"治病十全"的"上工之术"。

其实，人每病一次，就会给身体造成一次伤害，而这个伤害在病愈后看似已经消失，但实际上它或多或少还会给身体带来看不见的虚损。就好比一辆汽车，每修理一次，它的各个零部件之间的配合度、总体性能都会不知不觉地下降，不管怎样修理，换上多好的零件，这种配合度永远都比不上原装。聪明的爱车人，会加强日常的保养，预防汽车出问题。人体也是一样，所以金元时期的朱丹溪在其书《丹溪心法·不治已病治未病》中说："与其救疗于有疾之后，不若摄养于无疾之先。"意思就是说与其等有病后抢救治疗，不如在没病前就进行身体保养。

当然，要身体完全不生病几乎是不可能的，生老病死是自然规律，这一点任何人都无法避免。但是，人们可以通过日常养生，做到疾病没来早预防，尽量推迟"大修"的时间，减少"大修"的次数，让寿命更接近天年。

经络学说：人体的"百宝药箱"

经络不仅是人体气血运行脏腑和体表及全身各部的通道，还是调控人体功能的系统。经络腧穴是人体针灸和按摩的基础，经络学说是中医学的重要组成部分。

"经"的原意是"纵丝"，有路径的意思，简单说就是经络系统中的主要路径，贯穿上下，沟通内外；"络"的原意是"网络"，简单说就是主路分出的辅路，纵横交错，遍布全身。《灵枢·脉度》中说：经脉循行于人体深部，从中分支出来并在经脉之间横行联络的叫作络脉，别出络脉的分支叫作孙络。

经络系统主要有十二经脉、十二经别、奇经八脉、十五络脉、十二经筋、十二皮部等。其中经脉以十二经脉为主，络脉以十五络脉为主。经络系统纵横交贯，遍布全身，将人体内外、脏腑、肢节连成一个有机的整体。

经络与脏腑的对应关系，从十二经脉的名称可以看出：肺—手太阴肺经，大肠—手阳明大肠经，胃—足阳明胃经，脾—足太阴脾经，心—手少阴心经，小肠—手太阳小肠经，膀胱—足太阳膀胱经，肾—足少阴肾经，心包—手厥阴心包经，三焦—手少阳三焦经，胆—足少阳胆经，肝—足厥阴肝经。

病变的产生多是经络不通所致，如突发性疼痛、癫疾、狂证、气逆等，都是气机上逆形成的。在治疗上，针灸是疏通经络的一种重要方法。精通经络的医师注重观察病人气机的变化，并以此为依据来选取相应的穴位进行治疗。

病因学说：探究疾病发生的源头

病因学说是研究致病因素及其性质、致病特点及临床表现的学说。饮食、四季变换、地域区别都是影响发病的因素。

饮食不当，容易破坏食物在体内的运行规律，伤害五脏。脾病适宜温热饮食，不能吃得过饱；肺病忌寒凉饮食；发热严重时忌强进饮食；在热病稍有好转时，食用肉类会导致热病复发，过量饮食会造成余热难退。

春季多风，容易出现恶寒发热的病症，是因为感受外界风邪，邪气滞留不去，到了夏天容易出现完谷不化的泄泻。夏季高温，容易感受暑热邪气，邪气潜藏，秋季容易出现寒热往来之类的疾病。秋季干燥，人们要注意养肺，早睡早起，促使精神情志安宁，使秋气平定，肺气清肃。秋季感受了湿邪，邪气伏藏，冬季肺气则上逆而成咳嗽、痿证。冬季寒冷，是生机潜伏、万物蛰藏的季节，自然界中的阳气深藏而阴寒气盛，感受寒邪，邪气潜伏，第二年春季容易出现温病。

不同地区的人，由于生活习惯不同，所处环境不同，因此易发疾病也不同。东方气候温和，人们多吃鱼类喜咸味，肌腠疏松，易发痈疡一类的疾病；南方阳气旺盛，地势低洼潮湿，人们喜食酸味及发酵食品，腠理致密而带红色，多发生筋脉拘急、肢体麻痹一类的疾病；西方多沙石，风沙多，水土之性刚强，人们食的是肥美多脂的肉类，肌肤致密，疾病多是内伤类疾病；北方地理位置高，气候寒冷，人们多食用乳类食物，内脏受寒时易得胀满一类的疾病；中部地区地势平坦湿润，物产丰富，生活比较安逸，多患四肢痿弱、厥逆、寒热一类的疾病。

五脏养生智慧

五行对应五脏

五行学说是《黄帝内经》的一个重要理论，古人认为，宇宙是由木、火、水、土、金五种基本物质构成的，并以五行之间的相生相克规律来认识世界，解释和探求自然规律。

五行之间有着相生相克和相乘相侮的规律，具体表现如下。

相生：木生火，火生土，土生金，金生水，水生木。

相克：木克土，土克水，水克火，火克金，金克木。

相乘（五行中的一行对另一行克制太过）：木乘土，土乘水，水乘火，火乘金，金乘木。

相侮（五行中的一行对克己者反克）：木侮金，金侮火，火侮水，水侮土，土侮木。

《黄帝内经》认为，东方主青色，与肝相应，肝在五味为酸，在五行属木，在五畜为鸡，在五谷为麦，在四季中与春季相应，在天体中与岁星相应。

◎南方主红色，与心相应，心在五味为苦，五行属火，五畜为羊，五谷为黍，与夏季相应，在天体中与荧惑星相应。

◎中央主黄色，与脾相应，脾在五味为甘，五行属土，五畜为牛，五谷为稷，与长夏季节相应，在天体中与镇星相应。

◎西方主白色，与肺相应，肺在五味为辛，五行属金，五畜为马，五谷为稻，与秋季相应，在天体中与太白星相应。

◎北方主黑色，与肾相应，肾在五味为咸，五行属水，五畜为猪，五谷为豆，与冬季相应，在天体中与辰星相应。

自然界四季的交替、五行的演变，形成了生、长、化、收、藏的过程，产生了风、寒、暑、燥、湿。人有心、肝、脾、肺、肾五脏，化生心气、肝气、脾气、肺气、肾气，从而产生喜、怒、思、悲、恐五种情志。

五音疗五脏

相传在古代，真正好的中医不是用针灸或中药来治病的，而是用音乐。一曲终了，病退人安。中医的经典著作《黄帝内经》在2 000多年前就提出了"五音疗疾"的理论。《左传》中更说，音乐像药物一样有味道，可以使人百病不生，健康长寿。古代贵族宫廷配备乐队歌者，不单是为了娱乐，还有一项重要的作用是用音来乐舒神静性、颐养身心。

"百病生于气。"这个"气"不仅是情绪，五脏的脏气也包含其中。根据每个人自身的身体结构不同、五脏在脏气上的差异，通过配合不同的音乐，以五音防病、养身。当然，我们并不是用某个音来调理某个脏器，而是运用五行原理，使它们相生、相克又相互制约，五音搭配组合，适当突出某一种音来调和身体。

1. 为什么音乐可以治病

音乐可以深入人心，在中医心理学中，音乐可以感染、调理情绪，进而影响身体。在聆听中让曲调、情志、脏气共鸣互动，起到动荡血脉、通畅精神和心脉的作用。在生理学上，当音乐振动与人体内的生理振动（心率、心律、呼吸、血压、脉搏等）相吻合时，就会产生生理共振、共鸣。这就是"五音疗疾"的身心基础。

有学者研究表明，音乐能够作用于人的脑电波、心率和呼吸频率，能影响到人的生理和心理。

中医认为，音乐有归经、升降浮沉、寒热温凉，具有中草药的各种特性。而且音乐用不同的配器、节奏、力度、和声等，彼此配伍，如同中药处方中有君臣佐使的配伍一样。

2. 听什么歌补什么脏？

中医的音乐疗法是根据宫、商、角、徵、羽5种民族调式音乐的特性与五脏、五行的关系来选择曲目，进行治疗的。

宫调式乐曲，风格悠扬沉静、淳厚庄重，有如"土"般宽厚结实，可入脾。

商调式乐曲，风格高亢悲壮、铿锵雄伟，具有"金"之特性，可入肺。

角调式乐曲，有大地回春、万物萌生、生机盎然的旋律，曲调亲切爽朗，具有"木"之特性，可入肝。

徵调式乐曲，旋律热烈欢快、活泼轻松，营造出层次分明、欢畅的气氛，具有"火"之特性，可入心。

羽调式音乐，风格清纯，凄切哀怨，苍凉柔润，如天垂晶幕，行云流水，具有"水"之特性，可入肾。

不同类型的患者，可根据不同个性选用不同的音乐疗法。对于肿瘤病人采用音乐疗法也是治疗中不可缺少的有效手段之一。肿瘤的发生与心理因素有关，音乐疗法可改变肿瘤患者的情绪，提高免疫功能，减少肿瘤的发生和发展。肿瘤患者易出现暴躁、压抑、悲哀、愤怒、绝望的消极情绪，大多预后较差；反之，保持乐观良好的情绪，使免疫功能增强，有利于抑制和清除癌细胞，使病情稳定或好转。

养心——心为气血所养

在《黄帝内经》的《素问·调经论》中就有记载："人之所有者，血与气耳。"人体的五脏六腑、骨骼经络乃至毛发皮肤都必须依赖气血的滋养，没有气血就没有生命。而气血的根本来源就是我们的心。中医里讲"心藏神"，即指心脏掌控人的情绪。所以，心绪必须稳定、平和，这样人才会健康长寿。《黄帝内经》中讲："心为君主之官，主不明，则十二官危。"意思是说，如果心功能异常，人体所有的脏腑就会受到影响。

心为五脏之主，是全身血脉的总枢纽。在日常生活中，任何一种不良情绪都会对其有不好的影响。所以，心脏最勤奋，也最容易受伤。

在中医理论中，心为神之居、血之主、脉之宗，在五行属火，配合其他所有脏腑功能活动起着主宰生命的作用。心的主要生理功能有如下两个。

心主血脉

心主血脉包括主血和主脉两个方面：全身的血，都在脉中运行，依赖于心脏输送到全身。另外，心与血脉相连，心脏所主之血，称之为心血，心血除参与血液循环、提供营养各脏腑组织器官之外，又为情志活动提供物质，同时贯注到心脏本身，维持心脏的功能活动。因此，心气旺盛、心血充盈、脉道通利，心主血脉的功能才能正常，血液才能在脉管内正常运行。如果心气虚弱，心血不足，则血脉滞涩，其脉象无力，甚至没有稳定的节律，人会感到心悸；再甚者，如果心血瘀阻，就可能出现心口闷疼、脸色青紫等现象。心主血脉让我们明白了心在血液循环系统中的重要性，在心的主宰下、心气的推动下，血液于脉中运行，到达五脏六腑、四肢百骸。

心主神志

心对于人体，如同君主在国中的主宰地位一样；九窍各有不同的功能，正如百官各司其职。如果心能正常运转，九窍各器官就能有条不紊地发挥作用；如果心里充满着各种嗜欲杂念，九窍各器官则运转紊乱，就会失去各自应有的作用。

心主神明的功能正常，则精神健旺，神志清楚；反之，则神志异常，不仅出现惊悸、健忘、失眠、癫狂等症状，也可引起其他脏腑的功能紊乱。另外，心主神明还说明，心是人生命活动的主宰，统率各个脏器，使之相互协调，共同完成各种复杂的生理活动，以维持人的生命活动，如果心脏出现病变，其他脏腑的生理活动也会因此出现紊乱进而产生疾病。因此，养神是养心的重要一点。

正因为心脏对人体健康起着决定性的作用，我们平常不仅要加强对心脏的养护，还要多注意自身的变化，以便尽早发现心脏疾病。中医认为"心开窍于舌""舌为心之苗"，也就是说心与舌的关系密切，心脏的情况可以通过舌的色泽及形体表现出来。心的功能正常，则舌红润柔软，运动灵活，味觉灵敏，语言流利；心脏气血不足，则舌质淡白，舌体胖嫩。

所以，心的养生保健方法要以保证心主血脉、主神志的功能正常为主要原则。

徵音养心

心脏通常不会"偷懒"，它一刻不停地搏动完全符合"火"的特性。心脏掌控着精神和血液的循环，然而，现实中生活和工作压力、睡眠不足、缺乏足够运动……无一不在伤害着我们的心脏，所以很容易出现循环系统的不适。

属心的音阶：徵音，相当于简谱中的"5"。徵调式乐曲热烈欢快、活泼轻松，营造出层次分明、欢畅的气氛，具有"火"之特性，可入心。

最佳曲目：《紫竹调》。心气需要平和，这首曲子将属于火的徵音和属于水的羽音配合得很独特，补水可以防心火过旺，补火又可防水气过凉，有利于心脏的功能运转。

最佳欣赏时间：21：00-23：00。中医最讲究睡子午觉，所以一定要在子时之前就让心气平和下来，过早、过晚听都不太合适。

适合人群：失眠、心慌、心胸憋闷、胸痛、烦躁、舌尖部溃疡者。

伴茶：准备一杯红茶，略加少量绿茶，可以补益心脏。

养肝——肝胆相照，百病难有

《素问·灵兰秘典论》讲道："肝者，将军之官，谋虑出焉。"乍一看会觉得这个说法有些荒谬，谋略不是出自大脑吗？与肝有什么关系？我们不妨把这句话看作一则生动的比喻，肝脏相当于一位领兵作战的大将军，不仅可以上阵杀敌，还能够运筹帷幄。肝就像将军一样，捍卫周身，"保护君主，平叛诸乱"（解毒），且又有分寸。

肝能调理全身气机，这主要依赖于肝的疏泄功能。肝四时主春，属风木之脏，它的生理特性就好像春天的树木一样，生机勃勃，有向上、升发的特性。"疏"可使气的运行通而不滞；"泄"可使气散而不郁。肝的疏泄功能正常，气机的运动畅达，升降出入自然有序，血液的循行和津液的输布就能顺利进行，脏腑功能也因此可以正常运行。如果肝的疏泄功能失常，必然会造成肝气郁滞，则表现为胸部郁闷不适、腹部胀痛、无食欲等症状。另外，气机郁滞时间过长，还会影响到血液的循行，必然会导致全身各组织器官长期供血不足，影响其生长和生理功能，这样一来，体内的毒素和产生的废物不能排出，长期堆积在体内，就可能会发展成恶性肿瘤，也就是我们闻之色变的癌。另外，肝的疏泄功能失常，气机失调，还会令体内水液不能化生为人体所必需的津液，反而积聚成痰。痰同郁滞的气交织在一起，阻在人体的咽喉部位，形成中医上的"梅核气"，咽之不下，咳之不出，时发时止。

肝的这种疏泄功能也影响着人的情志。因为，人类正常的情志变化依赖于气血的正常运行。如果肝的疏泄功能正常，气机运行协调有序，气血畅通，人的心情就会变得开朗；反之，当肝的疏泄功能失常，气机运行不畅，则会抑郁、闷闷不乐。

脾胃的运化、胆汁的分泌也受到肝的疏泄功能的影响，肝气畅达则有利于营养物质的消化吸收、代谢产物的排泄，肝的疏泄功能还影响着男子精液的制造和女子经血的下泄。

总之，肝作为保卫人体健康的"将军"，无论是身体哪个部位有需求，它都会发挥气机的疏泄功能，或升或降，或出或入。

那么，如何通过养肝来养气血呢？

第一，保持情绪稳定。情绪稳定可谓是养肝的第一要务。肝气郁结，易导致忧郁症等；肝气过旺，则极易诱发高血压、脑梗死等疾病。若是一个人喜怒无常，势必会影响到肝。所以，养肝要保持情绪稳定。

第二，起居有常。对于生活节奏紧张的现代人来说，规律的生活、充足的睡眠成了奢侈品，但是这对养肝来说至关重要。当人进入深度睡眠时，体内的血就会回归到肝脏，肝脏供血充足有利于肝细胞的恢复，进而增强肝脏的局部免疫力。所以，养肝要睡好。

第三，饮食有节制。保持健康，养肝尤其要注意食物禁忌。最忌讳暴饮暴食，忌酒；忌食公鸡、鲤鱼、牛肉、羊肉等发物；少食油腻、辛辣、刺激性强的食物，如肥肉、猪油、辣椒、油炸等食物。正所谓"五谷为养、五果为助、五荤为充"，讲究合理均衡的搭配饮食。所以，养肝要吃好。

第四，不妄作劳。随着人的年龄增长，肝的重量逐渐减轻，肝细胞的数目逐渐减少，肝的储备、再生、解毒功能下降，若过度劳累或精神紧张，肝就很容易受到损害。所以，养肝要量力而行。

《素问·五脏生成》中说："肝藏血，心行之。人动则血运于诸经，人静则血归于肝脏。何也？肝主血海故也。""肝为血海"的说法，正是因为肝有储藏血液和调节血量的生理功能。肝对人体健康具有重要意义，生活中从以上四个方面多加注意，就能达到养肝的目的。我们要呵护好自己的肝脏，切勿因一些不良的生活习惯让肝脏受到损害。

角音养肝

中医中的肺、肝、肾、心、脾与西医解剖学中所指的并不一致，中医的五脏是一组功能系统，可能与解剖的五脏有吻合之处。肝喜条达，我们如果长期被一些烦恼的事情困扰，肝就会使我们体内本该流动的气处于停滞状态，时间稍久就会逐渐消耗肝的能量，产生种种不适。

属肝的音阶：角音，相当于简谱中的"3"。角调式乐曲有大地回春、万物萌生、生机盎然的旋律，曲调亲切爽朗，具有"木"之特性，可入肝。

最佳曲目：《胡笳十八拍》。肝顺需要木气练达，这首曲子中属于金的商音元素稍重，刚好可以克制体内过多的木气，同时曲中婉转地配上了较为合适的属于水的羽音，水又可以很好地滋养木气，使之柔软、顺畅。

最佳欣赏时间：19：00-23：00。这是一天中阴气最重的时间段，一来可以克制旺盛的肝气，以免过多的肝气演变成肝火，二来可以利用这个时间旺盛的阴气来滋养肝，使之平衡、正常。

适合人群：抑郁、易怒、乳房胀痛、口苦、痛经、舌边部溃疡、眼部干涩、胆小、容易受惊吓者。

伴茶：准备一杯绿茶，里面少放一些白糖，以起到疏通肝气的作用。

养脾——巩固后天之本

脾是人体内运化营养的重要器官

《素问·灵兰秘典论》中讲道："脾胃者，仓廪之官，五味出焉。"其将脾胃的受纳运化功能比作仓廪，可见脾胃在人体中的重要地位。脾可以摄入食物，并输出精微营养物质以供全身之用，可以说我们身体所需的一切物质都归脾来调拨。一旦脾胃气机受阻，脾胃运化失常，五脏六腑就会无以充养，精气神就会日渐衰弱。

脾是人体内运化营养的重要器官。那么，脾都运化什么呢？

首先，脾要运化水谷的精微。饮食入胃，经过胃的腐熟后，先由脾来消化吸收，将其精微部分，通过经络，上输于肺，再由心肺输送到全身，以供各个组织器官的需要。如果脾运化水谷精微的功能失常，就会直接导致气血不足，出现肌肉消瘦、四肢倦怠、腹胀便溏，甚至引起气血衰弱等症。脾主升清也是指脾主运化，将水谷精微向上输送至心肺、头目，营养机体上部组织器官，并通过心肺的作用化生气血，以营养全身。

其次，脾运化水液。水液入胃，也是通过脾的运化功能而输布全身的。脾配合肺、肾、三焦、膀胱等脏腑，维持水液代谢的平衡。如脾气虚弱，脾运化水液的功能失常，就不能正常运化水湿，则可发生大便溏泄，身重水肿等症。

治脾可安五脏

中医将人体看作一个有机的整体，《脾胃论》中说"百病皆由脾胃衰而生""治脾胃即可以安五脏"。脾胃有病可影响到其他脏腑，其他脏腑有病，也可影响到脾胃。在中医看来，作为五脏之一，脾不同于现代医学解剖学所说的脾脏，而是一种功能。"脾"主运化，是人体化生精、气、津、血，提供营养物质的"推动器"。

脾胃为后天之本、气血生化之源，关系到人体的健康及生命的存亡。元气虚弱是内伤疾病的主要成因。脾胃气虚，元气不足，则阳气不能固护体表，故易感受外邪，不抵风寒。不论外感内伤，皆与脾胃元气的充盛与否有关，"脾胃乃伤，百病由生"由此而来。原因何在？这还要从五脏五行的对应关系说起。在五行中，脾属土，而土位居中央，四方兼顾，土能生长以滋养万物。胃与脾，一阳一阴，互为表里，脾与胃共同参与饮食的消化吸收。脾胃的受纳运化功能就好比一个巨大的"粮食库"，可以摄入食物，并输出精微营养物质以供全身之用。人以水谷为本，而脾胃又是受纳水谷，运化精微营养物质的重要器官，可见脾胃在人体中占有极为重要的位置，是人体自出生以后整个生命活动的"加油站"。

宫音养脾

脾是我们身体里的重要能量来源，身体活动所需要的能量几乎都来自脾胃的运化，经过食物的消化吸收，才能转化成能量供应给各个脏器。暴饮暴食、五味过重、思虑过度等都会让我们的脾胃承担过重的负担而停产。

属脾的音阶：宫音，相当于简谱中的"1"。宫调式乐曲风格悠扬沉静、淳厚庄重，有如"土"般宽厚结实，可入脾。

最佳曲目：《十面埋伏》。脾气需要温和，这首曲子中运用了比较频促的徵音和宫音，能够很好地刺激我们的脾胃，使之在乐曲的刺激下，有节奏地进行对食物的消化、吸收。

最佳欣赏时间：在进餐时，以及餐后1小时内欣赏，效果比较好。

适合人群：腹胀、便稀、便秘、肥胖、口唇溃疡、面黄、月经量少色淡、疲乏、胃或子宫下垂者。

伴茶：准备一杯黄茶，略加少量红茶，可以温和地调节脾胃功能。

养肺——肺为"相傅之官"

肺为"相傅之官"，辅佐"君王"的工作

人体中肺与心的关系就像一个国家中君王和宰相的关系。《素问·灵兰秘典论》中指出："肺者，相傅之官，治节出焉。""相傅"是古代的官名，类似宰相、相国等，是辅佐皇帝治理国家的人。同样，肺对于人体的重要性，就像宰相对于国家的意义一样，帮助调理全身的生理功能。

宰相的主要职责是处理国家的大小事务，在此之前，它首先得了解各类事务。肺部在人体中的作用，同样如此，它必须了解五脏六腑的情况。中医为何通过号脉就能知道五脏六腑的情况？很大一部分原因就在于全身各部的血脉都直接或间接地汇聚于肺，然后敷布全身。因此，各脏腑的盛衰情况，必然在肺经上有所反映，而手腕处的"寸口"就是最好的一个观察点。

作为"相傅之官"，肺的"治节"作用表现在四个方面。

（1）肺主呼吸，意思是人通过肺吸入自然界的清气，并呼出浊气。

（2）肺主全身之气，随着肺有节律地呼吸运动，将呼吸之气转化为全身的一种清气而输布全身。

（3）肺因其所调节气的升降出入运动，可辅助心脏，推动和调节血液的正常运行。

（4）肺的宣发和肃降，能治理和调节机体的水液代谢。

因此，肺的四大功能决定了它在身体中的地位是"宰相"。心脏这个"君王"很需要肺这样的角色，从旁协助共同谋划、治理国家。不同的是，心通过神志来主宰人的精神意识，而肺则通过对气的调控来调节人的各项功能。君主做出政令后，宰相就负责将心下达的指令布散到气能达到的地方，从而治疗、调节和约束人的整个生命活动。

肺主皮毛 ——肺气足，皮肤才好

"肺主身之皮毛"出自《素问·痿论》。皮毛包括机体的皮肤、毛发、汗孔等组织。《黄帝内经》中多处强调肺和皮毛是相应的，因此若想皮肤好，关键是保养肺。

一方面，肺能将所主之卫气宣发到体表，固表御邪，温煦肌肤，调节肌肤腠理开合，排泄汗液；另一方面，肺可以"输精于皮毛"，即将脾所运化转化的精微物质通过肺的宣发作用，发散到全身，外达皮肤，起到滋养的作用。当肺的生理功能正常，则皮肤紧致，毛发光泽，机体抵御外邪的能力强；当肺有病变时，就会出现"肺热叶焦"，皮肤相应地也会变差，机体的抗病能力降低。如果有邪气从皮毛入侵，就会影响到肺的功能，这也是感冒的机制之一。

在日常生活中，我们可以利用"肺主皮毛"的生理功能，通过观察自己的皮肤和毛发，来判断自己的肺脏健康。未病先防一直是中医所推崇的治病方式，《黄帝内经》就强调了这一点，"善治者，治皮毛，其次治肌肤，其次治筋脉，其次治六腑，其次治五脏，治五脏者，半死半生也。"疾病刚开始时，邪气侵袭人体的浅表，此时医治比较容易。拖延越久，人体内的邪气就越深，治疗也就越发困难。如果邪入五脏，病根已深，正气已衰，病情已发展到危重阶段，即使良医恐怕也会觉得很棘手。"肺主身之皮毛"生理功能的具体应用主要是以下几个方面。

如果患者皮肤紧缩，毛孔关闭，汗毛直立，发热无汗，多属外感风寒，风寒之邪束表。

如果患者皮肤松弛，汗毛倒伏，发热且汗出，多属风热袭表。

如果患者皮肤粗糙、干涩，多属燥邪耗伤肺的津液。

如果患者皮肤滑利、潮湿，多属痰湿阻肺。

如果患者皮肤冷，自汗出，怕风，多属肺气虚、卫气不固。

如果患者皮肤摸上去灼热，且汗出蒸蒸，多为肺热壅盛，或痰热壅肺。

如果患者自午后感觉皮肤发热，晚上睡觉出汗，醒后汗止，多属肺肾阴虚，阴虚生内热。

商音养肺

肺在身体里是管理呼吸的器官，全身的血液里携带的氧气都要通过肺进行气体交换，然后再输送到全身各处。也正因为肺和外界接触频繁，所以污染的空气、各种灰尘、致病细菌，会在身体抵抗力稍低的时候首先侵犯肺脏。

属肺的音阶：商音，相当于简谱中的"2"。商调式乐曲风格高亢悲壮、铿锵雄伟，具有"金"之特性，可入肺。

最佳曲目：《阳春白雪》。肺气需要滋润，这首曲子曲调高昂，包括属于土的宫音和属于火的徵音，一个助长肺气，一个平衡肺气，再加上属于肺的商音，就可以通过音乐把肺从里到外彻底地梳理一遍。

最佳欣赏时间：15：00—19：00。太阳在这个时间段里开始西下，归于西方金气最重的地方，体内的肺气在这个时段是比较旺盛的，随着曲子的旋律，一呼一吸之间，里应外合，事半功倍。

适合人群：咽部溃疡疼痛、咳嗽、鼻塞、气喘、容易感冒、易出汗者。

伴茶：准备一杯白茶，放入一些红茶叶和黄茶叶，以补肺气，同时清除肺中杂质的效果。

养肾——肾为先天之本

肾脏为生命提供原动力

每个人从出生开始都要经过生长、发育、成熟、衰老、死亡的过程。而在这个过程中，决定我们健康与否和生命长短的，不是我们的心、肝，而是被我们誉为"先天之本"的肾。自古中医就有"肾为先天之本""肾者，精神之舍，性命之根""人欲长寿者，乃当爱气，尊神，重精也"的说法。积聚历代医家之智慧，中医认为人体的形成是父母肾所藏之精互相结合的结果，先天之精是生命存在的物质基础，无此基础则人无以构成与存在，故曰肾为生命之本。肾中藏有的精气，不仅是人体生长发育的原动力，还是人体的能量库。

肾为生命提供原动力是因为人生成之后，其生长、发育与肾所藏之精密不可分。《黄帝内经·素问》第一篇《上古天真论》中描述："岐伯曰：女子七岁，肾气盛，齿更发长……七七，任脉虚，太冲脉衰少，天癸竭，地道不通，故形坏而无子也。""丈夫八岁，肾气实，发长齿更……八八，天癸竭，精少，肾脏衰，形体皆极则齿发去。"女子以7年为一个阶段，男子以8年为一个阶段，先后出现齿更发长、真牙生而长极、筋骨坚强隆盛、肌肉壮满、身体壮盛等发育现象，这表明了肾精的充盈对人体成长的重要作用，故有"肾为先天之本"的说法。肾也是人体盛衰之本，清代名医张锡纯曾说："元神随督脉下行至精室，与元气合而化精。"这表明人体的精髓、元气、精室、睾丸与精之化生皆为肾所主，故肾为生精之本。

精不仅是构成人体的基本物质，也是人体各种机能活动的物质基础。精又分为先天之精与后天之精。先天之精禀受于父母，后天之精来源于饮食水谷之精气，由脾胃化生。先天之精是产生生命、构成人体的原始物质，后天之精是维持人体生长发育及生命活动的物质基础。先天之精和后天之精的来源及作用特点虽然有异，但二者是相互依存、相互作用的。肾的精气，有促进人体生长发育的能力。

人的生命除了需要精气的支持，还需要血液的濡养，中医认为肝藏血，精血同源，精可生血，精充则血旺。张景岳曾语"命门为精血之海"，肝血不足，亦须滋肾以养肝。精与血都离不开肾的供给。

肾开窍于耳

很多人在生活中或多或少会出现耳鸣的症状，耳鸣其实就是耳内的鸣响，有时会妨碍听觉，出现听力降低。耳鸣时间可长可短，时间短的可能不会引起人们的注意。《黄帝内经》中对耳鸣的说法是"耳聋混混沌沌"，意思是耳鸣的时候耳朵里会出现各种各样的声音，最主要的有两种，要么如蝉鸣，要么轰轰响。蝉鸣就是像知了叫一样，这是大虚之证，主要是因为肾精不足；轰轰响就像耳朵里成天火车隆隆开过，这是实证，主要是三焦不通，是内火太旺造成的。

耳鸣的原因与多器官有关，为什么只有"肾开窍于耳"呢？《难经·三十七难》曰："肾气通于耳，肾精聪于耳，肾阳越于耳。"所以我们在面诊时通过观耳郭的大小、厚薄来反映肾的强弱。"眼观六路，耳听八方"也反映了肾气足，肾精充盈。所以千百年来在治疗耳鸣时多应用治肾的方法，收到了较好的效果。《辨证奇闻·耳痛门》曰："肝为肾之子，肾气既通于耳，则肝之气，未尝不可相通者，子随母之象也。"《医学心悟》曰："足厥阴肝足少阳胆经均络于耳。"故耳与肝胆关系也很密切，所以有肝肾同源之理。虽然肾开窍于耳，但耳也与肝有着间接的联系。查找耳鸣原因时在排除肾的问题后，还要考虑其他脏器的问题。

因此，建议人们当出现耳鸣、耳聋情况时要到医院就诊，不要盲目服药，以免耽误病情。

羽音养肾

肾在身体的五脏之中，被认为是人体的储蓄机构，我们身体里所有其他脏器产生的能量，在满足日常消耗后，都会把多余的能量转存到肾中，将来身体里的其他器官缺少足够的能量时，通常会从肾中抽调。随年龄的增长，尤其进入老年阶段，肾中的能量总的来讲还是处于一种匮乏状态。

属肾的音阶：羽音，相当于简谱中的"6"。羽调式乐曲风格清纯，凄切哀怨，苍凉柔润，如天垂晶幕，行云流水，具有"水"之特性，可入肾。

最佳曲目：《梅花三弄》。肾气需要蕴藏，这首曲子中舒缓和谐的五音搭配，在不经意间运用了五行互生的原理，反复、逐一地将产生的能量源源不断输送到肾中。一曲听罢，神清气爽，倍感轻松。

最佳欣赏时间：7：00—11：00。这段时间在一天中是气温持续走高的一个过程，人和大自然是相互影响的，在这个时间段，太阳在逐渐高升，体内的肾气也接受着外界的感召，此时可以用属于金的商音和属于水的羽音搭配，以比较融洽的曲子来促使肾中精气的隆盛。

适合人群：面色暗、尿频、腰酸、性欲低、黎明时分腹泻者。

伴茶：准备一杯黑茶，放入一些白茶叶，以起到五行相生的效果。

九种体质辨证养生

人与人之间存在体质差异，《黄帝内经》根据阴阳五行理论将人的体质划分为太阳之人、少阳之人、太阴之人、少阴之人和阴阳平和之人，历代医家在《黄帝内经》阴阳、气血理论的基础上对体质辨证分类不断阐释发挥。现在临床最常应用的是九种体质分类。只有选择适合自己的个性化养生保健方案才能将体质调整到最佳状态，达到养生防病的目的。

平和体质：养生采取中庸之道

精神调养

平和体质日常养生应采取中庸之道，注意摄生保养，饮食有节，劳逸结合，生活规律，坚持锻炼。正如《黄帝内经·素问》所云："是以志闲而少欲，心安而不惧，形劳而不倦，气从以顺，各从其欲，皆得所愿，故美其食，任其服，乐其俗，高下不相慕，其民故曰朴，是以嗜欲不能劳其目，淫邪不能惑其心，愚智贤不肖不惧于物，故合于道，所以能年皆度百岁而动作不衰者，以其德全不危也。"

起居调养

《黄帝内经》云："四时阴阳者，万物之根本，所以圣人春夏养阳，秋冬养阴……逆之则灾害生，从之则苛疾不起，是谓得道，道者，圣人行之，愚人佩之。"

饮食调养

《千金翼方》记载："安身之本，必资于食……不知食宜者，不足以存生也。"饮食上注意不要吃得过饱，也不要过饥；不吃得过凉，也不吃得过热。多吃五谷杂粮、蔬菜瓜果，少食过于油腻及辛辣之物。

平和体质者除在饮食上采取中庸之道外，在日常生活中也要做到防未病。人生病主要有两个原因，一个是内邪，另一个是外邪。平和体质的人自身阴阳气血相对平衡，但如果不注意生活习惯，感受了外邪，虽然可能比一般人抗病能力强，但还是会生病的。

《黄帝内经》有云："上古之人，春秋皆度百岁"，而今时之人往往因饮食不节、起居失常、寒暑之变、情志所伤等原因造成体弱早衰，甚至夭亡。一般来说，保养方式欠佳是诱发疾病和缩短寿命的重要原因。人们欲延年益寿，首先应在疾病预防上下功夫。如果疾病已经形成才用药治疗，这时候已晚矣。因此，平和体质养生也要重视"未病先防"。

平和体质食养方

山药枸杞小米粥

材料

小米 100 克，山药 150 克，冰糖 20 克，枸杞子少许。

制作方法

将去皮洗净的山药切块。砂锅注水烧开，倒入山药块、小米、枸杞子拌匀，煮至食材熟透。撒上冰糖，煮至溶化后盛出。

功效解析

山药养胃、降火；小米健脾利湿除痹、清热排脓；枸杞子明目，能提高免疫力。此粥甘甜绵软，具有润肺清热、健脾益气等功效。尤为适合有脾虚、食少纳呆、腹胀便溏、肢体无力等症状的患者食用。

豆香紫薯南瓜饮

材料

紫薯、南瓜各 100 克，水发黄豆 120 克，冰糖 25 克，清水。

制作方法

将洗净去皮的南瓜、紫薯切丁。取榨汁机，倒入水发黄豆、清水，榨取豆汁，将豆汁滤入碗中待用。砂锅注水烧开，倒入紫薯丁、南瓜丁，煮熟变软后，放入冰糖、豆汁，煮至冰糖溶化后盛出，装入碗中即可食用。

功效解析

南瓜含有丰富的维生素 A、维生素 E，可增强机体免疫力，搭配紫薯煮成糖水，甘甜润滑，润肺益气，降糖降脂。

气虚体质：益气健脾，慎避风邪

气虚是指人体的生理功能处于不良状态，体力和精力都明显缺乏，稍微活动一下或工作、运动就会有疲劳及不适的感觉。《黄帝内经》中有"气盛则物壮，气弱则物衰"之说。气虚体质的人身体免疫功能和抵抗能力明显低于正常人，其往往少气懒言、语声低微、时常出虚汗，动则更甚，可见舌淡苔白、脉虚弱等。

气虚是因为先天禀赋不足，或后天失养，或劳伤过度而耗损，或久病不复，或肺、脾、肾等脏腑功能减退，气的生化不足导致的。气虚体质的人大多性格内向、情绪不稳定、胆子小，不喜欢冒险。平时体质虚弱，易患感冒；或抗病能力弱，病后不容易康复；易患内脏下垂、虚劳等病。根据其表现，气虚体质者应遵循《黄帝内经》中"补气养气"的原则进行养生保健。由于肺主全身之气，肾脏藏元气，脾胃则为"气血生化之源"，因此脾、胃、肺、肾皆当温补。

人以形为体，以气为寿，形随气动，促进全身组织及器官正常的新陈代谢。气血运行是维持人体功能的基础，是进行物质转化和能量转化的过程。那么，气虚体质要调养气血，使之正常运行，应当注意以下几点。

饮食调养

气虚体质者宜吃甘温补气的食物，忌吃耗气之物，忌吃生冷寒凉的食物，忌吃油腻厚味和辛辣的食物。

中药调养

人参、党参、黄芪、白扁豆等中药均具有补气的功能。这些中药做成药膳食用能扶正气、补元气。

体育锻炼

气虚体质的人适合散步、慢跑及舞蹈等运动。体育锻炼的强度、时间和频率按照循序渐进原则。中医认为，功法锻炼比较适合气虚体质人群，有"肾为元气之根，故气虚宜做养肾功"之说。八段锦、五禽戏、养生太极拳等是常见的中医养生功。

气虚体质食养方

山药薏米桂圆粥

材料

鲜山药、薏米各 100 克，桂圆肉 15 克。

制作方法

砂锅中注水烧开，倒入泡好的薏米，拌匀。用大火煮开后转小火继续煮 40 分钟至食材熟软。倒入切好的鲜山药，加入桂圆肉，拌匀。盖上盖子，继续煮 20 分钟，揭盖，搅拌，关火后盛出煮好的粥即可。

功效解析

此粥可补中益气、益肺固精、壮筋强骨、生长肌肉。山药有气阴双补之效，对气虚体质者颇有益处。

火腿冬笋鳝鱼汤

材料

鳝鱼肉 200 克，火腿 70 克，芥蓝 75 克，冬笋 50 克，姜片、葱花各少许，盐 3 克，鸡粉 2 克，食用油适量。

制作方法

将火腿及洗净去皮的冬笋切片；洗净的芥蓝切段；洗好的鳝鱼肉切小块。用食用油起锅，放入姜片爆香，倒入火腿片炒香，注入清水，倒入冬笋片、鳝鱼肉块，加入鸡粉、盐调味，煮熟。倒入芥蓝段煮熟，盛出后撒上葱花。

功效解析

火腿冬笋鳝鱼汤具有保护视力、补气养血、温阳健脾、滋补肝肾、祛风通络的功效。

湿热体质：祛湿清热，疏肝利胆

湿热体质是以湿热内蕴为主要特征的体质状态，《黄帝内经》对湿热之邪的性质、致病特点、病邪转化、病症表现及治疗均进行了论述，奠定了中医学湿热理论的基础。《黄帝内经》认为热属阳邪，其性炎上，易扰神明，易耗阴津，易生风动血；湿属阴邪，湿邪具有重浊、趋下的致病特点，与脾关系密切。二邪可以从外而感，也可以自内而生，可以兼夹为病，也可以"随气而化"。湿热体质的调理原则有清热利湿、健脾和胃、化湿解毒等方法。

湿热并重是热与湿同时存在的，或因夏秋季节天热湿重，湿与热合并入侵人体，或因湿久留不除而化热，或因"阳热体质"而使湿"从阳化热"。湿热体质的人通常形体偏胖或偏瘦，主要表现为面垢油光，多有痤疮、粉刺，常感口干口苦、眼睛红赤、心烦懈怠、身重困倦、小便赤短、大便燥结或黏滞，男性多有阴囊潮湿，女性常伴有带下增多。病时上述征象可加重。湿热体质者大多性情急躁、容易发怒，不能耐受湿热环境，易患黄疸、痈疮和疖肿等病症。湿热体质者应遵循"清热除湿"的养生原则。

热往往依附湿而存在，所以，注意起居环境的改善和饮食调理，保持良好的消化功能，可避免水湿内停或湿从外入，这是预防湿热的关键。在日常生活中，湿热体质者养生要注意以下两点。

精神调养

中医有"养生莫若养性"的古训，意思是说心性修养是非常重要的。湿热体质之人性情较急躁，外向、活泼好动，常心烦易怒。故应学习和掌握一些释放不良情绪的科学方法，以化解或释放不良情绪，保持情绪稳定。

饮食调养

湿热体质之人应多食具有清热利湿功效的食物，如薏米、莲子、茯苓、紫菜、荸荠、赤小豆、绿豆、扁豆、鸭肉、鲫鱼、冬瓜、西葫芦、苦瓜、黄瓜、西瓜、芹菜、白菜、空心菜、卷心菜、莲藕等。忌辛辣燥热、大热大补的食品。

湿热体质食养方

芦笋炒鸡肉

材料

鸡胸肉 150 克，芦笋 120 克，葱段、姜丝少许，盐 3 克，胡椒粉 3 克，料酒 3 毫升，淀粉、食用油各适量。

制作方法

将洗净的鸡胸肉切块，加料酒、盐、淀粉腌渍；洗净的芦笋去皮切段，焯水。用食用油起锅，将腌渍的鸡胸肉炒至焦黄，放入姜丝、葱段炒香，放入芦笋，淋入料酒，放入盐、胡椒粉，勾芡后盛出。

功效解析

芦笋能清热利尿，其含有纤维素和多种维生素；鸡胸肉热量低。芦笋配合鸡胸肉能够起到减肥瘦身、清热利湿、利尿的作用。

虾皮炒冬瓜

材料

冬瓜 170 克，虾皮 60 克，葱花少许，料酒、水淀粉各少许，食用油适量。

制作方法

将洗净去皮的冬瓜切小丁块备用。用食用油起锅放入虾皮，淋入料酒，炒匀提味。放入冬瓜，注入清水，炒匀，用中火煮 3 分钟至食材熟透。倒入水淀粉，翻炒均匀，关火后盛出炒好的食材，撒上葱花即可食用。

功效解析

冬瓜具有利尿消肿、清热解暑及减肥的作用。虾皮所富含的钙质，能帮助中老年人预防因缺钙而引起的骨质疏松症。

阳虚体质：扶阳固本，防寒保暖

所谓阳虚，即机体阳气不足，人们常形容此类人"火力不足"，功能减退，反应缓慢，代谢热量不足。《素问·调经论篇》中说"阳虚则外寒"，人体阳气衰微、气血不足、卫阳不固，温煦作用降低，不能抵抗外来寒邪的侵袭，于是，人体就容易怕冷。

阳虚体质的人主要表现为畏寒怕冷，尤其是背部和腹部，甚则手冷过肘，足冷过膝。其形体多白胖，肌肉不健壮；性格多沉静内向，易生悲愁。另有睡眠偏多、易出汗、舌体胖大有齿痕、脉象细沉、大便溏稀、小便清长等特征。对于阳虚者，养生的关键在于扶阳固本。五脏之中，肾为一身的阳气之根，脾气为阳气生化之源，故当着重补之。

阳虚体质的养生原则是顾护阳气，温阳化湿，畅通气血。阳虚体质的人在日常生活中应注意以下几点。

精神调养

中医认为阳虚是气虚的发展。《黄帝内经》指出"肝气虚则恐"，即肝脏功能差的人容易恐惧焦虑，又指出"心气虚则悲"，意思即心脏功能低下者精神上易出现悲哀的情绪。因此这种体质的人经常会出现情绪不佳、易于悲哀的现象。所以，要加强精神调护，防止忧悲、惊恐、喜怒等不良情绪对人体的影响。

饮食调养

在日常生活中，阳虚体质的人应适当多吃羊肉、黄鳝、虾肉、鸽肉、核桃、栗子、韭菜等温肾壮阳的食物。而寒性明显的食品要尽量少吃，即使在盛夏也不宜多食。

起居调养

阳虚体质者，对寒暑的变化敏感，因此在寒冬季节应避寒就温，采取一些相应的保健措施。也可遵照《黄帝内经》中的"春夏养阳"的养生原则，在春夏季节，注意从饮食、药物方面入手，补助自身阳气，还可借自然界之力如日光浴等改善体质。

阳虚体质食养方

葱油蒸黄鱼

材料

黄鱼420克，姜片、葱段各少许，葱丝20克，盐6克，料酒、生抽各10毫升，食用油适量。

制作方法

将处理好的黄鱼打上一字花刀，撒盐，淋料酒，腌渍10分钟。电蒸锅注水烧开，放上黄鱼，撒上姜片、葱段，蒸12分钟后取出，铺上葱丝。下食用油，热锅，烧至六成热，浇在葱丝上，淋上生抽即可。

功效解析

黄鱼含有丰富的蛋白质、微量元素和维生素，可健脾开胃、安神止痢、益气填精，对人体有较好的补益作用。

胡萝卜牛肉汤

材料

牛肉125克，胡萝卜100克，姜片、葱段各少许，盐、鸡粉各1克。

制作方法

将洗净的胡萝卜切滚刀块；洗好的牛肉切块焯水。锅中注水烧开，倒入焯好的牛肉块、姜片、葱段，煮至熟软，倒入切好的胡萝卜块，继续煮至熟软，加入盐、鸡粉调味，关火后盛出即可食用。

功效解析

牛肉富含蛋白质，能提高机体抗病能力；胡萝卜营养丰富，含有较多矿物质。食用此汤能活血明目、温阳补虚。

阴虚体质：滋阴降火，镇静安神

中医所说的阴虚，意指机体精血或津液亏损的病理现象。由于阴液的亏虚，一方面出现阴液的滋养功能下降；另一方面，阴虚不能制约阳气的升动，阳气相对亢盛，从而导致虚而有热的阴虚内热、阴虚阳亢的状态。故《素问·调经论篇》中说："阴虚则内热。"

阴虚体质的人主要特征是形体消瘦、面色潮红、皮肤偏干、舌少苔或无苔、口干舌燥、手足心潮热、大便干燥、小便量少且黄、喜食冷饮、性格多急躁易怒、情绪波动过大。导致阴虚的因素有很多，如阳邪耗伤阴液；劳心过度，阴血虚耗；久病导致的精血不足、津液枯涸等。五脏之中，肝藏血，肾藏精，因此阴虚体质者养生的关键在于养阴清热，滋养肝肾二脏。

根据中医辨证施治的原则，阴虚体质者养生应注意以下几点。

精神调养

阴虚体质者性情较急躁，常常心烦易怒，这是阴虚火旺、火扰神明之故，故应遵循《黄帝内经》中"恬淡虚无""精神内守"之养神大法。平时在工作和生活中，避免剧烈情绪波动，宜少参与有竞争性的文娱活动。

起居调养

阴虚体质者多形体消瘦，而瘦人多火，常手足心热、口咽干燥、畏热喜凉、冬寒易过、夏热难受，故在炎热的夏季要注意避暑。因为人体的精血属阴，阴虚者理当护阴，而性生活太过可损伤精血，所以应节制性生活。

饮食调养

阴虚体质者应注意滋阴潜阳，饮食宜清淡，远肥腻厚味、燥烈之品。可多吃些芝麻、莲藕、银耳、百合、雪梨、鱼类等清淡的食物，对于葱、姜、蒜、椒等辛味之品则少吃。

阴虚体质食养方

木瓜银耳汤

材料

木瓜 200 克，枸杞子 30 克，红枣 5 个，水发银耳 95 克，冰糖 40 克。

制作方法

将洗净的木瓜切块，砂锅注水烧开，倒入切好的木瓜块，放入水发银耳、红枣，用大火煮开后转小火继续煮 30 分钟至食材变软。倒入枸杞子、冰糖，继续煮至食材熟软入味，关火后盛出煮好的甜品汤，装碗即可。

功效解析

银耳富含植物性胶质，有滋阴作用，长期服用可润肤；木瓜味甘，能补脾、益胃、消食。木瓜银耳汤滋阴又消暑。

百合炒鸡胸肉

材料

鸡胸肉 180 克，鲜百合 35 克，青椒块、红椒块各 35 克，姜片、蒜末各少许，盐 3 克，料酒 4 毫升，水淀粉、食用油各适量。

制作方法

将洗净的鸡胸肉切片，加盐、水淀粉、食用油，腌渍 10 分钟。热锅注油，倒入腌好的鸡胸肉，炒至变色，放入姜片、蒜末，倒入青椒块、红椒块、鲜百合，加入料酒、盐调味，勾芡后盛出。

功效解析

鸡胸肉有温中益气、补虚填精、健脾胃的功效；百合养阴清热、清心安神。鸡肉与百合搭配食用，有滋阴养血的功效。

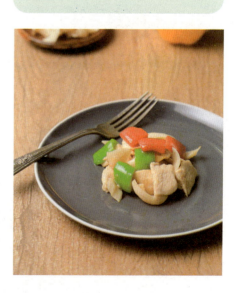

痰湿体质：祛痰除湿，畅达气血

《黄帝内经》有云："人有脂，有膏，有肉"，将肥人分为膏人、脂人、肉人三种。膏人是指形体肥胖，腹部肥满松软，汗多且黏的人；脂人是指体形丰满而匀称的人；肉人是像运动员那样，也许体重超重，但形体匀称，肌肉结实，腹部不大的人。痰湿体质者正是《黄帝内经》里被称为"膏人"的一类。

痰湿体质多由饮食不当或疾病困扰所致。该体质的人常表现为形体肥胖，腹部肥满松软，面部皮肤油脂较多，多汗且黏，胸闷，痰多，面色萎黄而暗，眼胞微浮，容易困倦，平素舌体胖大，舌苔白腻，身重不爽，喜食肥甘甜黏，大便正常或不实，小便不多或微混。这种体质的人性格偏温和、稳重，多善于忍耐。此外，该体质的人患高血压、糖尿病、肥胖症、高脂血症、哮喘、痛风、冠心病、代谢综合征、脑血管疾病的概率较大，痰湿体质者养生应注意以下几点。

饮食调养

痰湿体质的人最忌暴饮暴食和进食速度过快。要多吃些健脾除湿、化痰的食物，饮食宜清淡，宜摄取能够宣肺、健脾、益肾、化湿、通利三焦的食物，如山药、薏米、莲子、南瓜等。并限制食盐的摄入，少吃寒冷、肥甘、油腻、滋补、酸涩、苦寒之品及各种高糖饮料。

起居调养

痰湿体质的人以湿浊偏盛为特征，湿性重浊，易阻滞气机，遏伤阳气。居室应该朝阳，保持干燥；嗜睡者应逐渐减少睡眠时间，多进行户外活动，享受日光浴；洗澡宜选热水浴，温度以全身皮肤微微发红、通身出汗为宜。

体育锻炼

痰湿体质的人一般体重较重，身重易倦，运动锻炼宜根据各自的情况，循序渐进，长期坚持。坚持运动，每次运动应做到全身出汗、面色发红。出汗后不宜马上洗澡，可先用干毛巾擦遍全身，待出汗减少后再进行洗浴。运动形式可选散步、慢跑、乒乓球、网球、游泳、武术、舞蹈等，时间在 14：00—16：00 阳气较盛时最好。

痰湿体质食养方

红豆鲤鱼汤

材料

鲤鱼650克，水发红豆90克，姜片、葱段各少许，盐、鸡粉各2克，料酒5毫升。

制作方法

锅中注水烧热，倒入洗净的水发红豆，撒上姜片、葱段，放入处理好的鲤鱼，淋入料酒，大火烧开后用小火煮熟，加入盐、鸡粉调味，关火后盛出即成。

功效解析

红豆性善下行，通利水道，有清热解毒、健脾益胃、利尿消肿、补血生乳之效。鲤鱼在河鱼中被列为佳品之一，肉质细嫩鲜美，中医认为它有滋补、健胃、利水、通乳的作用。此汤可健脾，解毒化湿，利水消肿。

冬瓜薏米瘦肉汤

材料

冬瓜300克，瘦肉200克，水发薏米50克，盐3克，鸡粉2克，胡椒粉、姜片各少许。

制作方法

将洗净的瘦肉切小块，冬瓜去皮切大块。砂煲中倒水烧开，倒入洗净的水发薏米，放入姜片、瘦肉块，煮熟。倒入冬瓜块，用中火继续煮至全部食材熟软，加入盐、鸡粉、胡椒粉调味，关火后盛出即可。

功效解析

冬瓜能清热利尿、消除水肿，薏米能利水消肿，瘦肉能健脾补虚。三者搭配做汤，能祛湿健脾，调理痰湿体质。

血瘀体质：活血化瘀，疏经通络

血瘀就是血脉瘀阻不通，是人体某一局部或脏腑因多种原因导致血行不畅，或血液留滞不行所发生的病变。血瘀理论始于《黄帝内经》，书中虽无血瘀之名，但有"血凝涩""血脉凝泣""脉不通""恶血""留血""血著"等记载。

中医认为"痛则不通，通则不痛"。如果血脉瘀阻不通，表现在外就是皮肤易有瘀斑、瘀点，日积月累，堵塞经络和血管。血瘀证的临床表现为：疼痛难忍，如刀割针刺，夜间加剧；或肿块堆积，或肤色青紫，面色紫黑，唇甲青紫；皮肤发黄或有斑点、斑瘀，肌肤可见丝状红缕；月经不调，血色紫暗，或夹有血块；精神狂躁或健忘；肢体麻木或偏瘫；水肿胀满等。

瘀血既是病理产物，又是致病因素，如果不加以调理任其发展，就容易引发脑卒中、心绞痛等疾病。因此，血瘀体质者必须加强各方面的调养。

精神调养

血瘀体质者应特别注重培养乐观的情绪。精神愉快则气血和畅，有利于血瘀体质的改善；反之，苦闷、忧郁的心情自然会加重病症。

饮食调养

血瘀体质的人，应多食海带、紫菜、粳米、玉米、荠菜、香菜、胡萝卜、佛手瓜、生姜、油菜、茄子、黑木耳、莲藕、山楂、橙子、柚子、桃子、李子等具有活血散瘀、疏肝解郁行气作用的食物。另外，可适量食用醋制品。最后还应该注意的是，应尽量避免进食肥猪肉。

体育锻炼

在日常生活中，血瘀体质的人应保证足够的睡眠。尽可能多做一些促进气血运行的运动，如舞蹈、太极拳、八段锦、步行等。另外，还可以适当做一些保健按摩，可使经络畅通，以缓解疼痛、稳定情绪、增强人体免疫力。

三七红枣粥

材料

三七粉 2 克，红枣 8 克，大米 200 克，红糖适量。

制作方法

砂锅中注入适量清水，放入红枣、三七粉，倒入洗好的大米。用大火煮开后转小火煮 40 分钟至食材熟软。放入红糖，拌匀煮至溶化，关火后盛出煮好的粥，装入碗中即可。

功效解析

三七收敛止血、活血生肌；红枣补血和胃、调理气血、健脾养胃。二者搭配做粥，能化瘀活血，调理血瘀体质。

丹参红花陈皮饮

材料

陈皮 2 克，红花、丹参各 5 克。

制作方法

砂锅中注入适量清水，倒入红花、丹参，放入陈皮，拌匀。用大火煮开后转小火煮 10 分钟至药材析出有效成分。揭盖，关火后盛出煮好的药茶，装入杯中即可。

功效解析

丹参可活血化瘀、安神宁心，红花可活血通经、祛瘀止痛，陈皮可行气散结。三者搭配使用，可有效改善血瘀体质。

气郁体质：行气解郁，疏肝利胆

气郁见于《素问·六元正纪大论》，气郁体质是指因长期情志不畅，气机郁滞而形成以性格内向、忧郁脆弱、敏感多疑为主要表现的体质状态。《黄帝内经》中说"百病生于气也"，指的是一个人如果长期气机不畅或紊乱就会对身心健康产生严重的影响。

《黄帝内经》认为，人体之气是人类生命活动的基础。生命活动的维持，必须依靠气来进行。人体的气除与先天禀赋、后天环境及饮食营养相关外，还与肾、脾、胃、肺的生理活动相关。当气不能外达而结聚于内时，便会形成气郁。长期的气郁还会导致血液循环不畅、乳腺增生、肠胃疾病等，许多癌症也是因此而产生的。另外，还会引发抑郁症、焦虑症等心理疾病。

《灵枢·百病始生》指出"喜怒不节则伤脏"，说明情志不加节制会损伤五脏六腑的正常功能。我们知道气郁体质大多是由气机不畅导致的，那么，在日常生活中，气郁体质者应注意以下几点。

精神调养

气郁体质者往往性格内向，常处于抑郁状态，对健康影响甚大。根据《黄帝内经》"喜胜忧"的原则，应主动寻求快乐，多参加社会集体文娱活动；常看喜剧，听相声；多听轻快、开朗、激昂的音乐；多读积极、富有乐趣的书籍。

体育锻炼

体育锻炼和旅游活动均能锻炼身体、流通气血，既能欣赏自然美景，调节精神，呼吸新鲜空气，又能沐浴阳光，增强体质。功法锻炼方面，以强壮功、保健功、动桩功为宜，着重锻炼呼吸吐纳功法，以开导郁滞。

饮食调养

气郁体质者可多食一些能行气的食物，如佛手瓜、橙子、荞麦、韭菜、茴香、大蒜、火腿、高粱皮、刀豆、香橼等。

气郁体质食养方

菊花枸杞瘦肉粥

材料

菊花 5 克，枸杞子 10 克，瘦肉 100 克，水发大米 120 克，盐 3 克，水淀粉 5 毫升，食用油适量。

制作方法

将处理干净的瘦肉切片，加盐、水淀粉、食用油，腌渍 10 分钟。砂锅注水烧开，倒入洗净的水发大米，加入洗净的菊花、枸杞子，拌匀，用小火煮至米粒熟透，倒入腌好的瘦肉片，煮熟，放入盐调味，盛出即可。

功效解析

菊花疏肝清热，枸杞子补肾益精、养肝明目，瘦肉所含的氨基酸和含氮物质能使汤味鲜美，刺激胃液分泌，增进食欲。此粥具有益肾养肝的功效。

甘麦萝卜排骨汤

材料

水发小麦 80 克，排骨 200 克，甘草 5 克，红枣 10 克，白萝卜 50 克，盐 3 克，鸡粉 2 克，料酒适量。

制作方法

将洗净去皮的白萝卜切块，排骨焯水。砂锅注水烧开，倒入排骨、甘草、水发小麦，用大火煮开后转小火煮 1 小时。放入白萝卜、红枣，淋入料酒，加入盐、鸡粉调味，关火后盛出即可。

功效解析

小麦能润肺止咳、滋阴生津，甘草能润肺止咳、和中缓急。此汤可用于缓解咽干肺热、咳嗽、肺结核等症。

特禀体质：益气固表，养血消风

特禀体质又称特禀型生理缺陷、过敏。"特"指的是什么？就是特殊禀赋。特禀体质是指由于先天禀赋不足、遗传等，或环境、药物等因素所造成的特殊体质。

特禀体质有多种表现，其中过敏体质属于特禀体质之一。过敏体质的人易对药物、食物、气味、花粉、季节等过敏。其表现之一为即使不感冒也经常鼻塞、打喷嚏、流鼻涕，容易患哮喘。中医认为，过敏与体质有很大的关系，可以通过后天调理的方式进行改善。

很多人都希望通过减少与过敏原接触来预防过敏，但是过敏原遍布生活各处，可谓防不胜防。如果我们能认识到自身的特禀体质，那么我们就可以通过改善体质，减少过敏的复发，而不是单一地去阻断过敏原这个外在因素。中医门诊中，针对特禀体质常用的治疗原则为益气固表、养血消风。《黄帝内经》云"正气内存，邪不可干"，通过益气固表，可以增强人体的抗病能力；"治风先治血，血行风自灭"，亦可通过治血让气血充足来强壮身体，改善体质，使内风不能生，外风不能侵，从而达到抗御"外邪"（致敏原和不良环境）的目的。特禀体质者养生应注意以下几点。

精神调养

过敏体质的人接触过敏原后，容易产生紧张、焦虑等情绪，因此要在尽量避免过敏原的同时，避免紧张情绪。

饮食调养

饮食宜均衡、粗细粮食搭配适当、荤素配伍合理，宜多食益气固表的食物，尽量少食辛辣、腥发的食物，不食含致敏物质的食品，如蚕豆、白扁豆、羊肉、鹅肉、鲤鱼、虾、蟹、茄子、辣椒、浓茶、咖啡等。

起居调养

起居要有规律，保持充足的睡眠时间。居室宜通风。生活环境中接触的物品如枕头、棉被、床垫、地毯、窗帘、衣橱易附有尘螨，可引起过敏，应经常清洗、晾晒。外出也要避免处在花粉及粉刷油漆的空气中，以免受刺激而诱发过敏病症。

特禀体质食养方

黄芪红枣鳝鱼汤

材料

鳝鱼肉 350 克，鳝鱼骨 100 克，黄芪、红枣、姜片、蒜苗各少许，盐、鸡粉各 2 克，料酒 4 毫升。

制作方法

将洗净的鳝鱼肉切上网格花刀，再切段；鳝鱼骨切成段，均焯去血水。洗好的蒜苗切粒。砂锅注水烧热，倒入红枣、黄芪、姜片，用大火煮至沸腾，倒入鳝鱼骨段，烧开后用小火煮 30 分钟，放入鳝鱼肉，加入盐、鸡粉、料酒，煮至食材入味，撒上蒜苗，盛出即可。

功效解析

黄芪能补中益气，红枣能健脾养血，鳝鱼能益气养血。三者搭配做汤，能调理人体气血，强健脾胃，调理特禀体质。

燕麦南瓜粥

材料

生燕麦片 40 克，大米 30 克，南瓜适量，盐少许。

制作方法

大米、燕麦分别浸泡一小时。南瓜削皮，切块，放蒸锅里蒸熟。蒸好南瓜块加少许水，放料理机中打成泥。把泡好的大米、燕麦放入锅中煮熟。煮好后加入南瓜泥搅拌，最后加入少许盐调味。

功效解析

燕麦南瓜粥既容易消化，又能增强食欲，补充体力，防止便秘；还可以预防感冒，防止喉咙干涩，调养肠胃，延年益寿。

顺应四季养生法

《黄帝内经》的养生之道主张顺应自然规律，以自然之道修养生息，治身体于未病。并提出了『春养生、夏养长、秋养收、冬养藏』的养生理论，这既是中华民族传统养生文化的精髓，也是最富东方特色的养生瑰宝。因此，人们适应四时气候的变化，以自然之道，养自然之法，取得人与自然的整体统一，才能避免病痛的侵袭而健康长寿。

春季知"生发"：与万物一起复苏

《素问·四气调神大论》中说："春三月，此谓发陈，天地俱生，万物以荣，夜卧早起，广步于庭，被发缓形，以使志生，生而勿杀，予而勿夺，赏而勿罚，此春气之应，养生之道也。逆之则伤肝，夏为寒变，奉长者少。"这段话提示我们，春季应遵循晚睡早起、适度放松的原则，如果违逆，就会损伤肝脏功能。因为春天是生发的季节，而应适度运动，促进肝气生发，注意保暖，调养身体。

春天是万物复苏、推陈出新的季节。此时，人们应该晚入睡、早起床、披散头发、解开衣带、放松身体，在庭院中散散步，让精神愉快、胸怀开畅，保证情志与"春生"之气互相适应。如果不按照春季养生方法行动，肝气得不到良好的滋养，本该属火、充满温煦的春天，就会因为没有足够的"奉长"之资，反为"寒变"，不利于健康。这就是春季养生的真谛所在。

中医养生认为，春天多风，天气乍暖还寒，且昼夜温差大，日常生活中应注意多变的气候，从饮食、起居各方面加以调适。具体需注意以下几点。

情志调养

春季要注意精神调摄，特别要注意制怒，做到情志畅达。风和日丽的天气，外出踏青，游山玩水，在陶冶性情的同时，还可使气血顺畅，精神饱满。

起居调养

春天应晚睡早起，多到室外活动，舒展形体。这样不仅可使精力更加充沛，减少困倦，还可增强心肺功能，增强机体的免疫功能。

饮食调养

春天新陈代谢旺盛，饮食宜营养丰富、清淡可口、甘甜少酸。适当多吃蔬菜、水果，酒宜少喝，生冷与年糕等黏滞食品不可多食，尤不宜多食大辛大热和煎炸熏烤等香燥之品，以免助热生火引发疖子、痤疮等。

健康食养方

芡实海参粥

材料

海参80克，大米200克，芡实粉10克，葱花、枸杞子各少许，盐1克，芝麻油5毫升。

制作方法

将处理干净的海参切条或切丁，砂锅中注入适量清水，倒入大米，用大火煮开后转小火续煮30分钟。倒入海参、枸杞子拌匀，小火续煮15分钟至熟软。倒入芡实粉拌匀，稍煮5分钟，加入盐、芝麻油拌匀，关火盛出，撒上葱花即可食用。

功效解析

此粥具有固肾涩精、补脾养胃、补血、养心安神的功效。

沙参猪肚汤

材料

沙参15克，莲子75克，薏米65克，芡实45克，茯苓10克，猪肚350克，姜片、盐、料酒各适量。

制作方法

将洗净的猪肚切成条。锅中烧开清水，倒入猪肚，淋入料酒搅匀，焯至变色，捞出沥干水分待用。另起锅烧开清水，撒入姜片，倒入全部材料，加盖烧开后小火炖1小时。揭盖，放入盐拌匀，关火盛出即可。

功效解析

此汤有养心润肺、健脾止泻、滋阴下火、利尿祛湿的作用。

夏季看"生长"：阳气宣泄通畅

《素问·四气调神大论》有云："夏三月，此为蕃秀。天地气交，万物华实，夜卧早起，于厌无日，使志无怒，使华英成秀，使气得泄，若所爱在外，此夏气之应，养长之道也。逆之则伤心，秋为痎疟，奉收者少，冬至重病。"强调了夏季养生应遵循养"长"的原则。

夏季是一年四季中阳气最盛的季节，此时也是人体新陈代谢最旺盛的时期。为适应炎热的气候，皮肤毛孔开泄以使汗液排出，通过出汗来调节体温，适应暑热的气候。因此，夏季养生要避暑热，防暑邪，同时要注意保护人体阳气，防止因避暑而过分贪凉，伤害人体阳气。根据"夏养长"的养生原则，在这个季节，人们应该晚睡早起，并保持情志的愉快、适当的运动，这样才能使机体更好地适应夏天的养"长"之气。

情志调养

长昼酷暑，伤津耗气，人易疲乏，情易烦腻。因此，我们要注意顺应夏天阳气旺盛的这一特点，振作精神，勿生厌倦之心，使气宣泄，免生郁结，同时要注意调整情绪，莫因事烦而生急躁、恼怒之情，免助阳气暴冲而伤正气。在夏令暑蒸气耗的季节，若能调整出这样的心境，自然可以凉从心生、健康长寿了。

饮食调养

夏季的饮食较其他季节更为重要。因为夏季阳气盛于外，而阳极阴生，阴气居于内，故夏季饮食宜清淡，少食肥甘厚味，多食豆类食品，以此来解暑利湿，健脾益肾。

起居调养

夏季作息，一般宜晚些入睡，早点起床，以顺应自然界阳盛阴虚的变化。《黄帝内经》中也说，在夏季人们每天要早点起床，以顺应阳气的充盈与盛实；要晚些入睡，以顺应阴气的不足。还有，夏季多阳光，不要厌恶日常天热，仍要适当运动。因夏季的延长，且要求晚睡早起，相对地睡眠就显得不足了，因此需要通过午睡来做适当的补偿。午睡能消除疲劳，焕发精神，使人更好地适应午后的工作。

党参麦冬茶

材料

党参、麦冬各 15 克，红枣 25 克，冰糖 20 克。

制作方法

砂锅中注入适量清水烧开，放入洗净的党参、麦冬、红枣，搅匀，盖上盖子，用小火煮约 20 分钟，至其析出有效成分。揭开盖，放入冰糖，搅拌均匀，盖上盖，煮约 3 分钟，至其溶化。揭盖，搅拌匀，把煮好的茶水盛出，装入碗中即可。

功效解析

党参麦冬饮具有益气、生津、止渴功效。

莲子芡实瘦肉汤

材料

瘦肉 250 克，芡实 10 克，莲子 15 克，姜片少许，料酒 10 毫升，盐适量。

制作方法

将泡发好的莲子去芯，洗净的瘦肉切块。锅中注水烧开，倒入瘦肉、料酒，焯约 2 分钟，去除血水，将瘦肉捞出备用。取干净砂锅，放入处理好的莲子、芡实、姜片、瘦肉，倒入热水，大火煮开改小火炖 1 小时。揭盖，加入盐拌匀，装碗即成。

功效解析

此汤清淡解渴、清补脾肺，适合夏季天气炎热时食用。

秋季忙"收敛"：处处收敛不外泄

《黄帝内经》指出："秋三月，此谓容平。天气以急，地气以明，应早卧早起，与鸡俱兴，使志安宁，以缓秋刑，收敛神气……此秋气之应，养收之道。"秋季是自然界万物收获的季节，人体阳气内敛，阴气渐生。为应对凉爽的气候，人体毛孔逐渐闭合，以减少热量的散失，并通过调节呼吸与代谢，维持体温的稳定。

秋季养生需注重收敛，防秋燥伤人，避免过度发散，耗伤阴气。遵循"秋养收"原则，调整作息，早睡早起，养阴气、安神志。情绪平和，避免激动或悲伤，使神气内敛，肺气清肃。

户外活动虽有益，但需避免大汗淋漓，以免阳气外泄。饮食上，滋阴润燥、收敛肺气为主，如梨、百合、银耳，助身体适应秋季收敛之气，为冬季潜藏蓄积能量。

情志调养

从"藏象说"来看，肺与秋气相应，肺属金，主气司呼吸，在志为忧。肺气虚者对秋天气候的变化特别敏感，秋风冷雨，花木凋零，万物萧条，常会让人在心中引起悲秋、凄凉、垂暮之感，易产生抑郁情绪。因此，秋季应注重调养情志，远离"悲秋"心态。

饮食调养

秋季是肺经当令之时，《素问·脏气法时论》中说："肺主秋……肺收敛，急食酸以收之，用酸补之，辛泻之。"秋天肺经当令，肺金太旺则克肝木，因此秋季易耗伤津液，引发口干舌燥、咽喉肿痛、肺热咳嗽等症。因为酸味收敛肺气，辛味发散泻肺，秋天宜收不宜散，所以要尽量少吃葱、姜等辛味之品，而应多吃清热生津、养阴润肺的食物。

起居调养

"春捂秋冻，不生杂病"是民间流传的谚语。它正好符合了《黄帝内经》中所提到的秋天"薄衣御寒"的养生之道。但对"秋冻"要有正确的理解。自立秋节气后，气温日趋下降，昼夜温差逐渐增大；寒露过后，北方冷空气不断入侵，出现"一场秋雨一场寒"。这时，我们应循序渐进地练习"秋冻"，加强御寒锻炼，增强机体适应自然气候变化的抗寒能力，有利于预防呼吸道疾病的发生。如果到了深秋，遇天气骤变，气温明显下降，那么要注意天气变化，防寒保暖。因此，秋季应做到"秋冻"有节，与气候变化相协调。

健康食养方

百合南瓜羹

材料

南瓜 250 克，百合 20 克，糯米粉 30 克。

制作方法

百合清水浸泡 20 分钟，南瓜去皮切块。南瓜与百合放入高压锅中，加适量水，加盖蒸煮 10 ~ 15 分钟。将南瓜百合汤用勺子搅成蓉。糯米粉加清水调成糊状。一边加热南瓜百合汤，一边将糯米糊慢慢倒入搅拌，防止煳锅，略煮 1 ~ 2 分钟，糯米糊变色即可。

功 效 解 析

百合润肺安神，南瓜补中益气。此羹润肺益气、美容养颜。

桑葚芝麻糕

材料

糯米粉 250 克，粘米粉 200 克，鲜桑葚 100 克，黑芝麻 35 克，白糖 25 克，酵母 5 克。

制作方法

烧开清水，倒入桑葚熬煮约 10 分钟，关火捞出桑葚渣，桑葚汁装碗放凉。再将糯米粉、粘米粉、白糖、酵母放入盆内，加桑葚汁和适量清水，揉成面团，做成生坯，撒上黑芝麻，上笼蒸 15 ~ 20 分钟即成。稍冷却后将糕切小块，摆盘即可。

功 效 解 析

桑葚、黑芝麻都能健脾胃、补肝肾。此糕宜常食。

冬季贵"藏养"：补养身体正当时

冬季为四季之末，《素问·四气调神大论》有云："冬三月，此为闭藏，水冰地坼，无扰乎阳，早卧晚起，必待日光，使志若伏若匿，若有私意，若已有得，去寒就温，无泄皮肤，使气亟夺，此冬气之应，养藏之道也。逆之则伤肾，春为痿厥，奉生者少。"这段话提示人们，冬天是万物闭藏的季节，天寒地冻，不要扰动阳气，要早睡早起，远离严寒之地，靠近温暖之所。如果违背了这一法则，就会伤害肾气，到了春天就会导致四肢羸弱逆冷。

根据"春夏养阳，秋冬养阴"的理论，冬天应该养阴，因为冬天是阴气最重的季节，也是阴长阳消之际。所以，顺应冬天阴长的天时，应该给人体补阴，尤其是阴虚之体，冬天更是养阴的最好时机。因此，冬季养生应注意以下几点。

情志调养

冬季养生，在精神调养方面，要做到"使志若伏若匿，若有私意，若已有得"。也就是要保持精神情绪的宁静，避免烦忧妄动，使体内阳气得以潜藏。药王孙思邈《养生铭》指出："神疲心易役，气弱病相侵。"冬季调养精神，要保证有充足的睡眠时间，一般就要做到早卧晚起。此外，积极适宜的运动，也会让人精神愉快，身心健康。

饮食调养

冬季饮食调养要遵循"秋冬养阴""无扰乎阳""虚者补之，寒者温之"的原则，冬季天气严寒，易感受寒邪，应少食生冷，以免损伤脾胃的阳气，而且要食用一些滋阴补阳的食物。首先是选择热量较高的食物，但也不宜燥热，同时要多吃新鲜蔬菜以免缺乏维生素。特别需要注意的是，在冬季食补之前一定要先清楚自身体质的寒热属性，寒性体质的人一般不适合热补。

起居调养

在寒冷的冬季，不要因扰动阳气而破坏人体阴阳转换的生理机能。而要养精蓄锐，使阳气内藏。人体阳气好比天上的太阳，赐予自然界光明与温暖，失去它，万物就无法生存。同理，人体如果没有阳气，将失去新陈代谢的活力。因此，冬季的起居调养切记"养藏"。

健康食养方

西芹炒核桃仁

材料

西芹 100 克，瘦肉 140 克，核桃仁 30 克，枸杞子少许，盐 4 克，水淀粉 3 毫升，料酒 8 毫升，食用油适量。

制作方法

将洗净的西芹斜切成段，入沸水锅中焯透捞出；洗好的瘦肉切片，加入盐、水淀粉、食用油腌渍 10 分钟。下食用油，热锅，核桃仁小火炸出香味，捞出；锅底留油，倒入瘦肉片炒至变色，淋入料酒，炒出香味，放入西芹段炒匀，加入盐、枸杞子炒匀。

功效解析

核桃仁健脑益智。此菜可补血健肾、健脑益智、强壮筋骨。

当归生姜羊肉汤

材料

羊肉 400 克，当归 10 克，姜片 40 克，香菜段少许，料酒 8 毫升，盐 2 克。

制作方法

锅中注入适量清水烧开，倒入羊肉，加入料酒煮沸，焯去血水，捞出沥干水分待用。砂锅注入适量清水烧开，倒入当归和姜片，放入焯好的羊肉，淋入料酒，搅拌匀，小火炖 2 小时至羊肉软烂，放盐，拌匀调味。取出当归和姜片，放入香菜段，关火盛出即可。

功效解析

生姜散寒行气，羊肉补气生血，此汤可温中补虚、驱寒止痛。

第4章

十二时辰养生法

《黄帝内经》认为，人体内的经气就像潮水一样，会随着时间的流动，且每个时辰都会有不同的经脉『值班』。如果能够顺应这种经脉的变化，采用不同的方法，就可以达到良好的养生效果。因此，根据昼夜阴阳的变化规律提出了按时辰养生的理论。

子时：安睡即护胆养阳气

子时是指 23 点到第二天凌晨 1 点，此时胆经气血最旺。子时阳气初生，这种初生的阳气是维持整个人体生命活动不断进行、欣欣向荣而不可缺少的力量。这时不要熬夜，要及时上床睡觉。在子时前入睡，第二天醒来后头脑会变得更加清醒，气色也会更显红润。

挠头其实是刺激胆经做决断

在生活中，我们经常能看到这样一个现象：有事情想不清楚，或者不知道该怎么回答别人的问题，决断力不够的时候，经常会做出挠头的动作。

人在进行决断时，若胆气充实，则行事果断，脏腑气血功能发挥正常；反之，胆气不足的时候，人就会胆怯犹豫。胆经的循行路线是从人的外眼角开始，沿着头部两侧，顺着人体的侧面向下，一直到达脚的第五趾和第四趾。人在犹豫胆怯时，常有挠头动作，挠头就是刺激胆经而帮助决断的。

在疲劳时举高手臂，是拉伸胆经、振奋阳气的一个动作。打哈欠以后人就会显得精神一些，这也是促进胆气生发的动作。

值得注意的是，孩子出现频繁挠头可能是胆经不通。和成年人一样，孩子有事情想不清楚、决断力不够的时候，也会做挠头的动作，这也是孩子在刺激胆经而帮助决断。如果孩子频繁挠头，除正规治疗外，家长帮他拍拍胆经有较好辅助治疗作用。

胆经的日常锻炼和养护——敲胆经

子时气血进入胆经。胆的生理功能是供应内脏胆汁，帮助食物消化代谢。如果不注意按时睡觉，就会影响气血回流胆经。

胆经经络循行在头侧部的穴位分布异常密集，胆经气血异常则容易出现头晕目眩、耳鸣、皮肤粗糙、胸胁疼痛、失眠多梦、易惊、忧愁、神经官能症、鬓发白等问题。因此，成年人最好养成每天子时就寝的习惯，否则容易衰老。且常敲胆经可以活气血，促胆汁分泌，调脏腑，理气机，增强抵抗力。

>> 按揉胆经穴位巧治小病

阳陵泉穴
防治胆囊炎、胆石症

操作方法

　　用拇指指腹揉按阳陵泉穴 3 ~ 5 分钟，以局部有酸胀感为度。

穴位定位

　　位于小腿外侧，腓骨头前下方凹陷处。

风池穴
清脑明目，防治头痛

操作方法

　　用食指指腹点按风池穴 3 ~ 5 分钟。长期按摩，可改善头痛、眩晕等。

穴位定位

　　位于项部，与风府穴相平，胸锁乳突肌与斜方肌上端之间的凹陷处。

丑时：熟睡可护肝养血

丑时睡得越深，肝净化血液的效率越高

中医认为，肝脏有储藏血液及调节血量的作用，相当于储存血液的"仓库"。丑时是气血流经肝脏的时段，血液新陈代谢旺盛。此刻也是肝脏自身功能得到修复的时候。血液中的有害物质通过新陈代谢排出体外，肝脏是人体最大的解毒器官。人体每天会产生许多代谢废物，有时食物中也包含一些有害物质，而肝脏可以分解这些有害物质，经人体新陈代谢后随呼吸、二便等排出体外。在这个过程中，充足的气血既可以为肝脏解毒提供能量，又可以起到"搬运工"的作用。

如果睡眠质量不好，就会造成肝火亢盛或阴虚阳亢的症状。按照中医养生的观点，每晚最好在子时前入睡，这时肝胆正好可以得到很好的休养。"人动血行于诸经，人静血归于肝"，也就是说，人体静卧时，气血归于肝脏。如果丑时不入睡，肝还在输出能量以支持人的思维和行动，气血就会继续不停地"运行于诸经"，无法归肝养肝。这样肝脏的血液得不到代谢，存储血液的"仓库"空了，体力也就无法恢复，这时人们总会感到疲累。新鲜的血液无法生成，原来进入血液中的毒素也就无法顺利排出。如果毒素长期积聚在人体内，就会引起疾病。

疏通肝经，让失眠不再成为困扰

要想养好肝，不仅要在精神上保持平和舒畅，不要暴怒和抑郁，以维持其正常的疏泄功能，还要以熟睡来维持肝主藏血的功能。如果我们在夜晚丑时还不休息的话，血液就要继续不停地"运行于诸经"，无法归于肝用以养肝，那么肝脏在超负荷运转下难免会有闪失。因此，丑时最好进入熟睡阶段。《素问·五脏生成篇》中说："故人卧血归于肝。肝受血而能视，足受血而能步，掌受血而能握，指受血而能摄。"所以养肝血至关重要。人只有休息时，肝脏的血流充分，才能养好肝。

在肝经最旺的丑时按摩肝经是最好的进补方法，但由于凌晨人应该安静地休息，为与自然之气相应，可以按摩与肝经同名同气的手厥阴心包经。因此，建议在 19 点至 21 点按摩心包经，以起到刺激肝经的作用。

>> 按揉肝经穴位巧治小病

太冲穴
疏肝理气，心平气和

穴位定位

　　位于足背侧，第一、第二跖骨结合部之前的凹陷中。

操作方法

　　用拇指指尖掐按太冲穴 3 ~ 5 次，以局部有酸痛感为度。

行间穴
泻肝火之要穴

穴位定位

　　位于足背侧，第一、第二趾间，趾蹼缘的后方赤白肉际处。

操作方法

　　用拇指指尖掐按行间穴 3 ~ 5 次，以局部有酸痛感为度。

寅时：睡得好，肺就好

寅时肺经当令，分配全身气血

寅时即凌晨 3 点到 5 点，此时肺经气血最旺。寅时经脉气血循行流注至肺经，肺部有疾患的人经常会在此时醒来，这是肺经气血不足的表现。《素问·灵兰秘典论》中指出："肺者，相傅之官，治节出焉。"如果把心比作一位君主，那肺就像一位辅佐君主的宰相，协助心脏治理全身，调节气血营卫，沟通和营养各个脏腑。人在深度睡眠的时候，身体各器官是动态平衡状态，气血均衡地分布于全身，以维持人体一天正常的气血运行。

如果寅时人体的某个器官异常活跃，比如大脑比较活跃，肺就只好多分配一些气血给大脑，那么第二天人就会感到四肢乏力，非常疲惫，这就是由气血虚弱造成的。长此以往，就有可能造成重大疾病。寅时若能保持深度睡眠状态，第二天就会面色红润，精力充沛。

养肺需注意避寒冷

中医认为，"形寒饮冷"皆有害于肺，因为肺主皮毛，皮肤是肺的对应部位。如果皮毛感受寒气，会直接影响浅表气血的运行和汗液的排泄，气血运行和汗液排泄障碍，肺气的"宣发肃降"功能马上就会受到影响。所以，冷气吹得太过或是吃寒冷的食物都不利于肺脏的气化功能。

寅时猛然惊醒，警惕肺部问题

因为肺的工作是不能受到任何干扰的，否则就会出现偏差。人体处于睡眠状态时，所有的器官都处于一个相对平静的状态，肺的功能才能正常发挥。如果此时醒来，多是肺气不足的表现。"气为血之帅"，气行血亦行，气虚血亦虚，气滞血亦滞。肺气不足，血也就失去了前进的动力，难以到达周身各处。气血养神，欠缺气血滋养，心神难安，就会造成失眠或过早醒来。还有一种情况，就是本身气和血都比较虚，比如老人、体质虚弱的人，在进行气血分配时，就会有些力不从心，也就是气血不足。而心神得不到滋养，也会出现失眠。

>> 按揉肺经穴位巧治小病

太渊穴
调气血，通血脉

操作方法

　　用拇指指腹按压太渊穴片刻，然后松开，反复 5 ~ 10 次，以局部有酸胀感为度。

穴位定位

　　位于腕掌侧横纹桡侧，桡动脉搏动处。

列缺穴
通经活络

操作方法

　　用拇指的指腹揉按或弹拨列缺穴 100 ~ 200 次，以局部有酸痛感为度。

穴位定位

　　位于前臂桡侧缘，桡骨茎突的上方，腕横纹上 1.5 寸，拇伸短肌腱与拇长展肌肌腱之间。

卯时：喝杯温开水，轻松通肠道

一觉醒来，排便是对大肠经最好的照顾

卯时是早上5点至7点，此时是大肠经当令，我们要养成定时排便的习惯。《素问·灵兰秘典论》记载："大肠者，传导之官，变化出焉。"中医把大肠称作"传导之官"。从字面上理解，即传化和疏导的意思。大肠的两大功能：主传化糟粕和大肠主津。主传化糟粕功能是指大肠上接小肠，接受小肠食物残渣，吸收其中多余的水液，形成粪便。大肠主津，指的是大肠吸收水分，参与调节体内水液代谢的功能。大肠接受经过小肠泌别清浊作用后所剩下的食物残渣和剩余的水分，吸收水液，使食物残渣形成粪便，即常说的燥化作用。

大肠是身体各脏腑的末端，负责运转和排泄消化后的食物残渣，常被人们忽略其对健康的重要性。若食物的残渣滞留在体内可引起便秘，虽说便秘不是什么大病，但危害却不小。如便秘常常导致上腹部饱胀不适、反胃、恶心；由于粪便在肠道存留时间过长，毒素在血液中循环，从而引发一系列皮肤病，如痤疮、暗疮、色素沉着等；如果经常用力排便，还会促使痔疮形成。因此，我们应该养成在卯时起床后喝水如厕的好习惯。

好好利用人体血液的清道夫——手阳明大肠经

手阳明大肠经起于食指末端的商阳穴，沿食指桡侧，通过合谷穴、曲池穴，向上会于督脉的大椎穴，然后进入缺盆穴，联络肺脏，通过横膈，属于大肠。大肠经为多气多血之经，阳气最盛，用刮痧和刺络的方法，能驱除体内热毒，如果平时进行敲打刺激，有促进血液循环，促进消化，改善便秘，预防皮肤病等功效。

在五行里，肺与大肠同属金，肺属阴在内，大肠为阳在外，二者是表里关系，肺负责吐故纳新，大肠负责传导糟粕，因此大肠经的病邪容易循经入肺，当然肺经的病邪也可以表现在大肠经上。有的人出现痤疮、暗疮，有的人会腹泻、腹胀、便秘，如果没有采取措施阻止外邪进攻，外邪长驱直入肺经出现较为严重的外部表现，如发热、感冒等病症。当出现雀斑、酒糟鼻等问题时，按摩大肠经以"治未病"，预防疾病的传变。

>> 按揉大肠经穴位巧治小病

合谷穴
镇痛第一穴

操作方法

　　用拇指指尖掐揉合谷穴 100 ～ 200 次，以局部有酸胀感为度。

穴位定位

　　位于手背，第一、第二掌骨间，第二掌骨桡侧的中点处。

迎香穴
治疗鼻塞的特效穴

操作方法

　　用食指和中指的指腹揉按迎香穴 100 ～ 200 次，以局部皮肤潮红为度。

穴位定位

　　位于鼻翼外缘中点旁，鼻唇沟中间。

辰时：按时吃早餐，胃肠自然好

胃经当令，吃好早餐精气足

早上7点到9点是辰时，此时是胃经当令。《黄帝内经》认为，辰时是养胃的最佳时机。中医认为，胃经是多气多血的经脉，它对我们一天之中营养的来源、体力精力的供输十分重要。有了充沛的活力，才能应付一整天的工作。人在辰时吃早餐最容易消化吸收，因此我们一定要在辰时吃好早餐，一般起床后活动30分钟再吃早餐最为适宜。

另外，早餐要吃热食。一些人贪图凉爽，尤其是夏天，早餐喝蔬果汁代替热乎乎的豆浆、稀粥，这样的做法短时间内也许不会觉得对身体有什么影响，但长此以往就会伤害胃气。对于胃的调养，《黄帝内经》有云："内伤脾胃，百病由生。"脾胃在五行中属土，要让土地化生万物，就一定要有适宜的温度。

辰时胃经保健、祛痘一个都不少

胃经是人体经络中分支最多的一条，共有两条主线和四条分支，主要分布在头面、胸部、腹部和腿外侧靠前的部分。很多人脸上爱长痘痘，有时就是胃寒的表象。例如，现在有些人无论冬夏都爱喝冷饮，这就容易造成胃寒。而当身体遭遇到外界来的寒气时，出于自保，身体就会用自身散发的热来抵御寒气，这种热是燥火，根源在于胃，治疗时从胃经入手。

有些人时常情绪不佳且寒凉饮食，却很少长痤疮，这是什么原因呢？其实，这些表象不代表没有胃寒，胃寒的征象没有表现在脸上，循胃经下行，经过乳中（乳房的正中线）挟脐进入少腹。女性胃寒可能会出现痛经、月经不调，并且在经期前后会有乳房胀痛和大腿根酸痛，这是胃经不调的征象。胃经循行过乳中和下肢前外侧，胃经受寒，气血不畅，"不通则痛"，循经部位疼痛。

>> 按揉胃经穴位巧治小病

足三里穴
胃经保健的第一大穴

操作方法

用艾条温和灸法灸足三里穴 5 ~ 10 分钟，以出现循经感传现象为佳。

穴位定位

位于小腿前外侧，犊鼻穴下3寸，距胫骨前缘一横指（中指）。

天枢穴
改善肠腑功能

操作方法

用拇指指腹以顺时针方向揉按天枢穴 2 ~ 3 分钟，以潮红、发热为佳。

穴位定位

位于腹中部，距脐中2寸。

巳时：按摩脾经，身健脑清

脾经当令，消化食物的关键时刻

巳时是指上午 9 点到 11 点，这是脾经当令的时段。《素问·刺法论》中说："脾者，谏议之官，知周出焉。"脾主运化，它主要是把胃中腐熟了的食物转化为水谷精微再输送到肌肉腠理当中，强调了脾中枢运化的重要性。

脾有运化水谷的功能，论其作用时，往往脾胃联称。脾能消化饮食，并把饮食中的精微物质运输到全身。脾又能统摄周身血液、调节血液循环，使之正常运行，还能把饮食中的精气、津液上输于肺，然后再输送到其他脏腑以化生血气，故曰"脾胃为气血生化之源"。

"脾开窍于口"，即饮食口味及食欲的正常与否和脾的功能有密切关系。一个人的脾经通畅，即可饮食有味、消化吸收有度，这样则营养充足，小孩健壮成长，大人气血充足，肌肉健美；反之，脾失健运则可出现食欲减退或口味异常，如口淡无味、口甜、口腻等。《素问·五脏生成篇》记载："脾之合肉也，其荣唇也。"这就是说，口唇的色泽与全身气血是否充盈有关，而脾胃为气血生化之源，口唇色泽红润，实际上是脾运健旺的外在体现。

"脾为后天之本"，人出生后，所有的生命活动都有赖于后天脾胃摄入的营养物质。先天不足者可以通过后天调养补足，同样可以延年益寿；先天正常者，如不重视后天的调养，久之就会多病减寿。因此，在日常生活中，一定要重视养脾。

身体健康的保护神——脾经

脾经的循行路线是从大脚趾末端开始，沿大脚趾内侧与脚掌的分界线，向上沿内踝前边，上至小腿内侧，然后沿小腿内侧，与肝经相交，在肝经之前循行，从上股内侧前边，进入腹部，再通过腹部与胸部的间隔，挟食管旁，连舌根，散布舌下。

脾经不通时，人体会表现为下列症状：大踇趾内侧、脚内缘、小腿、膝盖、大腿内侧、腹股沟等循经部位会出现冷、酸、胀、麻、疼痛等不适感，或全身乏力、胃痛、腹胀、大便稀、心胸烦闷、心窝下急痛等。

>> 按揉脾经穴位巧治小病

太白穴
常按太白治胃痛

操作方法

　　用拇指指尖用力掐揉太白穴100次。每天坚持，可改善腹胀、胃痛。

穴位定位

　　位于足内侧缘，足大趾本节（第一跖趾关节）后下方赤白肉际凹陷处。

三阴交穴
妇科病的万灵丹

操作方法

　　用拇指指腹按揉三阴交穴100～200次。每天坚持1分钟，能够治疗月经不调、腹痛、泄泻。

穴位定位

　　位于小腿内侧，足内踝尖上3寸，胫骨内侧缘后方。

午时：午睡是养心经的最佳办法

午时阴长阳消，午睡一刻值千金

午时即中午 11 点至 13 点，此时是心经当令，此时不宜做剧烈运动，宜静养。《黄帝内经》认为心为"君主之官"，它的重要意义就可想而知了。

午睡对消除疲劳、促进健康非常有益。夏季日长夜短，气候炎热易耗气伤津，白天时常会感到头昏脑胀，精神不振，疲劳困倦，午睡可使身体得到充分休息，提高午后的工作效率。但午睡不当可能会适得其反。一是午饭后不可立即睡觉。饭后立即平卧，可能会引起食物反流，刺激食道，重则导致反流性食管炎。因此，午饭后宜间隔 20 分钟再午睡。二是睡前既不要吃太油腻的东西，也不要吃得太饱。因为油腻会增加血液的黏稠度，诱发血管病变；过饱则会加重肠胃负担。三是午睡时间不宜过长。实际的睡眠时间建议控制在 20 分钟以内。因为午睡过久进入深度睡眠状态，大脑中枢神经受抑制，使体内代谢逐渐减慢，醒来后会感到更加困倦。

午时养生从安心神开始

心藏神，主神志。中医所说的"心"与西医的"心脏"略有不同，中医所说的"心"包括心脏、精神、脑力，以及与心相关的其他脏腑组织。心主血脉、主神志，心的病变通常主要反映在血脉失调和神志异常等方面。心包为心之外卫，故温热病邪内陷，多为心包所受，从而出现神昏、谵妄等病候。心虚证多起于内伤，表现为心气、心血之亏虚和心神暗耗；心实证多由痰、火、瘀血内阻所致。

在生活中，当精神紧张、思虑过度或受到惊吓时，往往会出现心神不宁甚至悸动不安的情况，有时还会有失眠、多梦等症状。西医学认为，这些症状的发生都是自主神经功能紊乱的一种表现。中医则从心所藏之"神"对意识活动的重要性的角度出发，认为这些自主神经功能紊乱是心所藏之"神"不足所致，从而运用安神的方法治疗心慌、失眠、多梦等，有较好的疗效。

>> 按揉心经穴位巧治小病

神门穴
保养心经要穴

操作方法

　　用拇指指腹按压或弹拨神门穴片刻，然后松开，反复 10 ~ 15 次。每天坚持，可补心气、养心血。

穴位定位

　　位于腕部，腕掌侧横纹尺侧端，尺侧腕屈肌肌腱的桡侧凹陷处。

少府穴
理气活络

操作方法

　　用拇指指腹按揉或弹拨少府穴 3 ~ 5 分钟。每天坚持，能改善失眠、健忘、手掌麻木，能够有效加强心主血脉的功能。

穴位定位

　　位于手掌面，第四、第五掌骨之间，握拳时当小指尖处。

未时：吃好午饭，按摩小肠经，身体自康健

未时不是"未事"，小肠不是小事

13点到15点的这段时间在十二时辰中被称作"未时"，这个时间段是小肠经最活跃的时候。从生理上看，小肠是饮食消化吸收的主要场所，如果小肠的消化吸收功能失常，会表现为腹胀、腹泻等。未时是保养小肠的最佳时段。午餐在13：00之前吃完，这样才能在小肠经精力最旺盛的时候把营养物质吸收进入人体。

《素问·灵兰秘典论》中说："小肠者，受盛之官，化物出焉。"这告诉人们小肠的生理功能——受盛化物和泌别清浊。"受"有接受之意，而"盛"在古代是指用来祭祀的谷物。小肠的生理功能是受盛化物，意指小肠是接受肠胃交付磨碎之谷物的器皿，具有消化和吸收的作用。小肠接受的是经过胃初步消化的食糜，并将食糜进一步消化成为人体可以吸收和利用的精华物质，提供给人体使用，最后再将剩下的糟粕物质向下传递给大肠，由大肠排出体外。可以说，人体所吸收的养分，一半以上都在小肠内完成，可见，小肠对于维持人体健康具有十分重要的意义。

未时梳理小肠经

小肠经最常见的症状是肩臂疼痛，其他的小肠经病证还有重听、眼黄、眼涩等头面五官疾病，有时还可能出现尿频、腹胀。梳理小肠经，刺激小肠经上的穴位是有效缓解不适的方法。

小肠经从小指外侧少泽穴开始上行，沿着手臂外侧后缘，至肩关节以后向脊柱方向行走，然后向前沿颈部上行，至颧骨，再到耳前听宫穴而终，这是体表穴位的循行线路。小肠经与心经相表里，心与小肠在经络、脏腑关系上存在密切联系。《灵枢·经筋》："手太阳之筋，起于小指之上，结于腕……其支者，上绕肩胛"，故小肠经循经部位颈肩部的酸痛常从手部取穴治疗。梳理小肠经最好在未时小肠经最旺时进行。

>> 按揉小肠经穴位巧治小病

后溪穴
缓解肩颈痛

操作方法

　　用拇指指腹掐按后溪穴2～3分钟。每天坚持，可有效缓解肩颈痛。

 穴位定位

　　位于手掌尺侧，微握拳小指本节（第五掌骨关节）后的远侧掌横纹头赤白肉际处。

养老穴
舒筋活络

操作方法

　　用拇指指尖掐按养老穴2～3分钟。每天坚持，能够治疗急性疼痛、手痛、落枕、肩颈痛。

穴位定位

　　位于前臂后区，尺骨小头近端桡侧凹陷中。

申时：适时饮水，多做运动，护好膀胱经

申时要多喝水，不要憋尿

15 点到 17 点是膀胱经当令的时段，膀胱经起于睛明穴，从头部的通天穴沿着脊柱两侧，一直延伸到脚部的小趾。它是一条很重要的经脉，《黄帝内经》中说"膀胱者，州都之官，津液藏焉，气化则能出矣"。州都为水液聚集之处，膀胱具有贮尿功能，故有此称号。

人们除在一天中的其他时段饮水之外，申时更要多喝水，因为此时是膀胱经最活跃的时段，排泄尿液使输尿管、膀胱通畅，防止结石发生，预防细菌感染。有膀胱经热象的患者常常会因排尿不畅而控制饮水，其实这是不明智的做法。此类患者要比平常喝更多的水，使尿量增多，增加流通、冲洗的作用。

膀胱是一个储藏尿液的容器，经常憋尿会引发膀胱疾患。膀胱与肾互为表里，主一身水气之通调，水分不足或过剩都会致病，包括小儿尿床，大人尿频、尿急，甚至炎症、癌症等。又因"肾主骨，肝主筋，肾水滋养肝木"，水少则木枯，水少则筋病。所以，《素问·脉要精微论》指出："水泉不止者，是膀胱不藏也。"也就是说，小便失禁是膀胱不能储藏津液的表现。如果膀胱排尿功能失调，就会出现小便不利、淋沥不尽，甚至小便癃闭不通等问题。因此，膀胱也是养生不可忽视的一个重要器官。

申时多运动，膀胱经才能保持青春活力

每天下午 4 点的时候，是人体新陈代谢最活跃的时候，肺部呼吸运动最活跃，人体运动能力也达到了最高峰，此时锻炼身体不易受伤，而且此时阳光充足、温度适宜、风力较小，可谓锻炼的最佳时间段。这时运动要有成效，必须全身出汗，才能达到锻炼的目的，所谓"动汗为贵"说的正是这个道理。

通过适量运动可以促进膀胱经气血流通，不仅有助于排毒利尿，还能间接强化肾功能，促进体液代谢平衡，维持体内环境的清洁与活力。因此，申时多运动，不仅让膀胱经保持青春活力，更是对肾脏的一种深层滋养，有助于增强体质，提升整体健康水平。

>> 按揉膀胱经穴位巧治小病

天柱穴
解乏又明目

【穴位定位】

位于项部，斜方肌外缘之后发际凹陷处，约后发际正中旁开 1.3 寸。

操作方法

用食指、中指和无名指的指腹揉按天柱穴 100 ～ 200 次。每天坚持，能够治疗后头痛、身体疲劳、肩痛，缓解眼睛疲劳。

委中穴
舒筋活络、利尿

【穴位定位】

位于腘横纹中点，股二头肌肌腱与半腱肌肌腱的中间。

操作方法

用拇指指腹按揉委中穴 100 ～ 200 次。每天坚持，能够治疗腰腹痛、头痛、小便不利等疾病。

酉时：时常按摩肾经，幸福一生

酉时肾经当令，保住肾精至关重要

酉时是 17 点至 19 点这段时间，该时段肾经当令。《素问·灵兰秘典论》中说："肾者，作强之官，伎巧出焉。""作强"是大力士的意思，"伎巧"就是精巧灵敏。其意是说肾藏精，主骨生髓，所以，肾气充盛，保持人体精力充沛、强壮矫健。

减少精气的耗损

精气的消耗通常有上、下两个渠道，道家称之为上漏和下漏。根据"精可化气、气可化神"的理论，上漏是劳损过度，加上"发愤忘食、乐而忘忧"的工作习惯，久之则会损伤肾经。下漏是对失精而言。"醉以入房，以欲竭其精"，指的就是下漏。减少精气的耗损是养生的第一法则。

利用好肾经，激发身体的无限潜能

肾经的具体循行路线是由足小趾开始，经足心、内踝、下肢内侧后面、腹部，止于胸部。

肾经出现问题的时候，人体一般会表现为如下症状：口干、舌热、咽喉肿痛、心烦、易受惊吓；另外，还有心胸痛、腰脊或下肢无力、肌肉萎缩麻木、脚底热或痛等症状。

针对这些问题，可以沿着肾经的循行路线进行刺激。肾经联系着很多脏腑，通过刺激肾经不仅可以疏通很多经络的不平之气，还能调节安抚相联络的脏腑。另外，肾经是在酉时当令，如果需要服中药的话，这个时候服用效果比较好。酉时低热，很可能就是肾气大伤引起的，一定要多加注意。这种情况多发生在青春期的男孩子和新婚夫妇身上。青春期的男孩情窦初开，手淫的次数可能会比较多，新婚夫妇性生活往往不加节制，这两者都会过多地损耗肾气，进而伤了元气。

>> 按揉肾经穴位巧治小病

太溪穴
增强肾功能

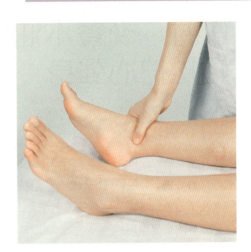

穴位定位

位于足内侧，内踝后方，内踝尖与跟腱之间的凹陷处。

操作方法

用拇指指腹用力按揉太溪穴100次，注意力量要柔和，以感觉酸胀为佳。每天坚持，效果良好。

涌泉穴
散热、清头目

穴位定位

位于足底部，屈足卷趾时足前部凹陷处，约在足底第二、第三趾趾缝纹头端与足跟连线的前1/3与后2/3交点上。

操作方法

用手的中间三指指腹用力按揉涌泉穴100～200次。每天坚持，对治疗口腔溃疡、高血压等都有良好的疗效。

戌时：晚餐不油腻，饭后常散步，轻松护心强身

戌时心包经当令，须养神

戌时是 19 点到 21 点，这个时候是心包经当令。心脏外有一层膜保护心脏，而此膜即称为心包。心包可保护心脏，使心脏保持正常运转的功能。《黄帝内经》中说："诸邪之在于心者，皆在心之包络，包络者，心之主脉也。"强调了心包络在保护心脏免受外邪侵害的重要作用。

戌时要静心养神

每天的戌时，是心包经最旺的时候，可以清除心脏周围外邪，使心脏保持良好的状态。这个时辰头脑比较清醒，记忆力也很好，更主要的是这个时间段是"喜乐出焉"的时间，我们可以在下班之后，与朋友或家人一起聊聊天，以舒畅自己的心情。戌时还要给自己创造安然入睡的条件，不要进行剧烈运动，以散步为宜。

学习、轻微的体力活动或运动

戌时心包经"值班"。心包经"值班"的时候人体的心气比较顺。此时是我们一天当中的第三个"黄金时间段"，这个时间段你可以学习，也可以散步锻炼身体。当心包经"值班"时间快结束时（晚上 21 点），活动应结束，回来再喝一杯水可以让你保持血管通畅。

解郁减压好选择，戌时敲打心包经

心包与心是有一定关联的，其实中医所说的心包就是心外面的一层薄膜，当外邪侵入时，心包就要"代心受邪"。因此，有些心病疾患治在心包。如果不明原因地感觉心慌或心似乎要跳出胸膛，这可能是心包受邪引起的。

心包经是从心脏的外围开始的，到达腋下 3 寸处，然后沿着手臂内侧中间循行，止于中指。经常敲打心包经对于解郁、减压的效果非常好。按摩中用"拨法"拨动心包经时，先找到自己腋下的肌腱，然后用手指拨动，以感觉小指和无名指发麻酸胀为宜。每天晚上拨数十遍，就可以排遣郁闷，排去心包积液，对身体是非常有好处的。

>> 按揉心包经穴位巧治小病

中冲穴
改善失眠好帮手

操作方法

　　用拇指指腹掐按中冲穴 10～15 次。每天坚持，可明显改善失眠。

穴位定位

　　位于手中指末节尖端中央。

劳宫穴
缓解心绞痛

操作方法

　　用拇指指腹按揉劳宫穴 100～200 次。每天坚持，能够缓解心绞痛。

穴位定位

　　位于手掌心，第二、第三掌骨之间偏于第三掌骨，握拳屈指时中指尖处。

亥时：心境平和，及时入睡，护养三焦经

亥时当令养三焦

亥时是十二时辰中的最后一个时辰，即 21 点到 23 点的时间段，此时是三焦经最旺的时候。三焦为六腑之一，是上、中、下三焦的合称。《黄帝内经》首先提出了三焦的合称，作为六腑之一叙述了三焦的部位和功能。

要保持心情平静

从亥时之初（21 点）开始到寅时之初（3 点），是人体细胞休养生息、推陈出新的时间段。此时人随着地球旋转到背向太阳的一面，进入一天之中的"冬季"。此时是万物闭藏之时，人到此时也要闭藏，就是为了第二天的生长。那么，此时我们要做的就是收起兴奋，保持心境平静。睡前要做到不生气、不狂喜、不大悲。

睡前要少喝水

亥时气血流至三焦经，而三焦经掌管着人体诸气，是人体血气运行的主要通道，上肢及排水的肾脏均属三焦经掌管范畴。此时阴气极盛，要保持五脏安静，利于睡眠，睡前要少喝水，容易水肿的人尤其不宜多喝水。

亥时三焦通百脉

十二经脉循行了十二个时辰，三焦经则为最后一站，这时是 21 点至 23 点的亥时，过了此刻又是新一天的开始。可以说，三焦经是六气运转的终点，三焦经通畅即水火交融、阴阳调和、身体健康。

三焦经是手少阳三焦经的简称，主要分布在上肢外侧中间、肩部和侧头部。循行路线是从无名指末端开始，沿上肢外侧中线上行至肩，在第 7 颈椎处交会，向前进入缺盆穴，络于心包，通过膈肌。其中一支脉从胸上行，出于缺盆穴，上走颈外侧，从耳下绕到耳后，经耳上角，然后屈耳向下到面颊，直到眼眶下部。另一支脉从耳后入耳中，出走耳前，与前脉交叉于面部，到达目外眦。

>> 按揉三焦经穴位巧治小病

阳池穴
改善手脚冰冷

穴位定位

位于腕背横纹中，指伸肌肌腱的尺侧缘凹陷处。

操作方法

用食指和中指的指腹按揉阳池穴 2 分钟。每天坚持，可缓解手脚冰凉。

关冲穴
治头痛

穴位定位

位于手指，第四指末节尺侧，距指甲角 0.1 寸（指寸）。

操作方法

用拇指指尖掐按关冲穴 50 次。每天坚持，可改善头痛、目赤。

巧用经络穴位得长寿

经络是经脉和络脉的总称。经脉分布在人体深层，络脉分布在人体表层。经络是运行气血，连接脏腑、皮肉、肢节，沟通人体上下内外的通道，是生命机体的网络系统。《黄帝内经》认为，人体经络的每一个穴位都存有灵丹妙药，经络养生就是运用经络的生理功能进行养生保健。

手太阴肺经

人人都知道肺是用来呼吸的，但人们未必知道，肺和肺的经络，除吸入氧气和排出二氧化碳之外，还与人体营养精华的运输调配、废物糟粕的排泄清除及鼻、咽、皮肤、大肠有着密切的关系。

经脉循行

经脉体表循行于上胸外侧，行于上肢内面桡侧，到达拇指桡侧末端。一侧 11 穴，左右共计 22 穴。

该经起于中焦（胃），向下联络大肠，再上行穿过横膈膜，入属于肺脏，从肺系（指肺与喉咙相联系的脉络）横出腋下，沿上臂内侧行于手少阴和手厥阴之前，下行到肘窝中，沿着前臂掌面桡侧入寸口（桡动脉搏动处），过鱼际穴，沿鱼际穴的边缘，出拇指的桡侧端。

腕后支脉：从列缺穴处分出，一直走向食指桡端，与手阳明大肠经相接。

主治病症

肺主皮毛，因此凡皮肤、毛发疾病，皆可通过刺激本经进行治疗。主治病症可分为以下三类。

①呼吸系统疾病，如急性支气管炎、慢性支气管炎、咳嗽、胸痛、气喘、咯血等。

②五官疾病，如咽炎、鼻渊、鼻出血等。

③经脉所经过部位的疾病，如掌心热、上肢前外侧缘疼痛等。

>> 手太阴肺经常用保健穴

中府穴

穴位定位

　　位于胸前壁的外上方，平第一肋间隙，锁骨下窝外侧，距前正中线6寸。

功效主治：宣肺理气、平喘止咳。可防治胸闷、气喘等。

列缺穴

穴位定位

　　位于前臂桡侧缘，桡骨茎突的上方，腕横纹上1.5寸，拇短伸肌腱与拇长展肌肌腱之间。

功效主治：疏风散寒、通络止痛。可防治咽喉肿痛、咳嗽气喘等。

少商穴

穴位定位

　　位于手拇指末节桡侧，距指甲角0.1寸（指寸）。

功效主治：清热、利咽，是急救穴之一。可防治发热、昏迷、休克、咽喉肿痛、癫狂等。

太渊穴

穴位定位

　　位于腕掌侧横纹桡侧，桡动脉搏动处。

功效主治：清肺利咽、通畅经络。可防治咳嗽、咳痰、哮喘、胸闷、咯血等。

手阳明大肠经

现代人饮食改善及多样性带来了各种胃肠疾患。俗话说："人要无病，肠要干净。"大肠负责排泄人体的大部分废物，以确保人体气机调畅，升清降浊。

经脉循行

经脉体表循行起于食指桡侧末端，行于上肢桡侧，经肩前、颈部、下齿到达鼻旁。从手走向头，一侧计 20 穴，左右共计 40 穴。

该经起于食指桡侧端（商阳穴），沿食指桡侧，通过第 1、2 掌骨之间，向上进入拇长伸肌肌腱之间的凹陷处，沿前臂背面桡侧缘，至肘部外侧，再沿上臂外侧上行至肩端（肩髃穴），沿肩峰前缘，向上会于督脉大椎穴，然后进入缺盆穴，联络肺脏，通过横膈，属于大肠。

主治病症

大肠为传导之官，主传化糟粕，刺激本经，能够改善肌肤，并且可改善皮肤粗糙。主治病症可分为以下两类。

①上呼吸道感染，如感冒发热、咳嗽、头痛等。

②头面五官疾病，如面部痉挛、面瘫、三叉神经痛、甲状腺肿大、颈部淋巴结肿大、耳鸣、耳聋、鼻窦炎等。

迎香
口禾髎
扶突
天鼎
肩髃
臂臑
手五里
肘髎
曲池
手三里
上廉
下廉
温溜
偏历
阳溪
合谷
三间
二间
商阳

>> 手阳明大肠经常用保健穴

合谷穴

`穴 位 定 位`

位于手背，第一、第二掌骨间，第二掌骨桡侧的中点处。

功效主治： 醒脑开窍、疏风散热、镇痛通络。可防治头痛、面瘫、牙痛、便秘等。

曲池穴

`穴 位 定 位`

位于肘横纹外侧端，屈肘，尺泽与肱骨外上髁连线中点。

功效主治： 清热利湿、祛风解表、调和营卫。可防治上肢不遂、高血压、咽喉肿痛等。

迎香穴

`穴 位 定 位`

位于鼻翼外缘中点旁，鼻唇沟中间。

功效主治： 清热散风、宣通鼻窍。可防治鼻塞流涕、慢性鼻炎等。

肩髃穴

`穴 位 定 位`

位于肩部，三角肌上，臂外展，或向前平伸时，肩峰前下方凹陷处。

功效主治： 通经活络、消肿止痛。可防治肩臂痹痛、上肢不遂、肩周炎等。

足阳明胃经

胃主要是受纳食物并进行腐熟初步消化，营养物质通过脾的"升清"作用，吸收化生成气血。胃主降浊就是把食物中未被吸收的食糜下传至小肠作进一步消化。胃功能出现问题，则会影响生命动力来源。

经脉循行

经脉体表循行起于目下。经面一周，行于颈前及胸腹前，至下肢外侧前面，到达次趾外侧末端。从头到足，一侧计 45 穴，左右共计 90 穴。

该经起于鼻翼两侧（迎香穴），上行到鼻根部，与旁侧足太阳经交会，向下沿着鼻的外侧（承泣穴）入上齿龈，回出环绕口唇，向下交会于下颌大迎穴处，沿着下颌角颊车穴，上行耳前，经过上关（足少阳经），沿发际至额（头维穴），与督脉穴会于神庭穴。

主治病症

刺激本经，增强食欲和受纳、腐熟水谷的功能，改善消瘦体质和皮肤萎黄状态。另外，刺激本经还具有清泻炽盛胃火的作用，因此由胃火上炎所引起的口臭、酒渣鼻、痤疮等也可以采取刺激本经来治疗。主治病症可分为以下三类。

①胃下垂、肠麻痹、胃肠功能紊乱等。

②头面五官疾病，如头痛、牙痛、面神经麻痹、腮腺炎等。

③经脉所经过部位的疾病，如胸痛、膝关节痛、下肢痿痹、偏瘫等。

>> 足阳明胃经常用保健穴

承泣穴

穴位定位

位于面部，目正视瞳孔直下，眼球与眶下缘之间。

功效主治：散风清热、明目止泪。可防治目赤肿痛、迎风流泪等。

天枢穴

穴位定位

位于腹中部，距脐中2寸。

功效主治：调理胃肠、消炎止泻。可防治便秘、消化不良、腹泻、痢疾等。

足三里穴

穴位定位

位于小腿前外侧，犊鼻下3寸，距胫骨前缘一横指（中指）。

功效主治：健脾胃、助消化、益气增力。可防治消化不良、便秘、腹痛、下肢疼痛等。

丰隆穴

穴位定位

位于小腿前外侧，外踝尖上8寸，条口外，距胫骨前缘二横指（中指）。

功效主治：清胃化痰、镇惊安神。可防治头痛、癫痫、精神病、胃炎、肠炎等。

足太阴脾经

脾为后天气血生化之源，具有益气统血，营养五脏六腑、四肢百骸的作用。生活中有些人多食却消瘦；有些人动则气短，疲劳乏力倦怠，不易恢复。其主要原因是脾的运化和吸收功能出了问题。

经脉循行

经脉体表循行足趾内侧末端，行于小腿内面前侧经小腿中央，大腿内面前侧到达腹、胸前外侧。从足走向胸，一侧计21穴，左右共42穴。

该经起于足大趾末端（隐白穴），沿着大趾内侧赤白肉际，过大趾本节后半圆骨，上行至内踝前，再上腿肚，沿胫骨后出足厥阴经之前，经膝、股部内侧前缘入腹，属脾，络胃，过横膈上行，挟食管两旁，连系舌根，分散于舌下。

胃部支脉：向上通过横膈，流注于心中，与手少阴心经相接。

主治病症

刺激本经，不仅能够有效预防和治疗脾虚消瘦，还可以减肥消肿。此外，由于消化不良导致的面色枯黄、皮肤粗糙等病症，也可以采取刺激本经来治疗。主治病症可分为以下两类。

①消化系统疾病，如消化不良、腹泻、便秘、肠麻痹、胃肠功能紊乱等。

②泌尿生殖系统的疾病，如月经不调、闭经、痛经、难产、盆腔炎、前列腺炎等。

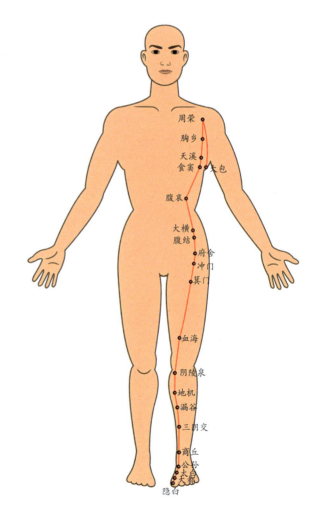

周荣
胸乡
天溪
食窦　大包
腹哀
大横
腹结
府舍
冲门
箕门
血海
阴陵泉
地机
漏谷
三阴交
商丘
公孙
太白
大都
隐白

>> 足太阴脾经常用保健穴

三阴交穴

`穴位定位`

位于小腿内侧，足内踝尖上3寸，胫骨内侧缘后方。

功效主治：健脾胃、益肝肾、调经带。可防治月经不调、痛经、腹痛、泄泻、水肿、疝气等。

阴陵泉穴

`穴位定位`

位于小腿内侧，胫骨内侧髁后下方凹陷处。

功效主治：清利湿热、健脾理气、益肾调经。可防治各种脾胃病、鼾症、小便不利、痛经、水肿等。

血海穴

`穴位定位`

屈膝，位于大腿内侧，髌底内侧端上2寸，股四头肌内侧头的隆起处。

功效主治：调经统血、健脾化湿。可防治崩漏、痛经、湿疹、膝痛、月经不调等。

大横穴

`穴位定位`

位于腹中部，距脐中4寸。

功效主治：调理肠胃、温中散寒。可防治腹痛、脾胃虚寒、便秘、泄泻等。

手少阴心经

《黄帝内经》讲："心为君主之官。"可见心脏及其经络是人体代谢运行中的"核心总部"。中医还将头脑的精神意识活动归入"心"的范畴，事实上，人体对外界一切反应变化也会立即影响到心的跳动和神志的变化。

经脉循行

经脉体表循行从腋下，行于上肢内面尺侧，到达小指桡侧末端。从胸走向手，一侧计9穴，左右共计18穴。该经起于心中，出属于"心系"（心与其他脏器相联系的部位），过横膈，下络小肠。

"心系"向上之脉：挟着食道上行，系于目（指眼球与脑相联系的脉络）。

"心系"直行之脉：上行于肺部，横出于腋窝（极泉穴），沿上臂内侧后缘、肱二头肌内侧沟，至肘窝内侧，沿前臂内侧后缘、尺侧腕屈肌肌腱之侧，到掌后腕骨部，入掌，经小指桡侧至末端（少冲穴），与手太阳小肠经相接。

主治病症

因心属火，故而毒疮多属于心，刺激本经可泻火解毒，治疗痤疮、酒渣鼻、扁平疣等面部病症。主治病症可分为以下两类。

①心血管系统疾病，如心动过速、心动过缓、心绞痛等。

②神经精神疾病，如神经衰弱、癔症、精神分裂症、癫痫等。

>> 手少阴心经常用保健穴

极泉穴

穴位定位

　　上臂外展，位于腋窝正中，腋动脉搏动处。

功效主治：通络强心、清泻心火，可防治心痛、咽干、烦渴、胁肋疼痛、肩臂疼痛等。

通里穴

穴位定位

　　位于前臂掌侧，尺侧腕屈肌腱的桡侧缘，腕横纹上 1 寸。

功效主治：安神宁心、通窍活络，可防治心痛、心悸怔忡、咽喉肿痛、舌强不语、失眠等。

阴郄穴

穴位定位

　　位于前臂掌侧，尺侧腕屈肌肌腱的桡侧缘，腕横纹上 0.5 寸。

功效主治：清心安神，可防治惊悸、心痛等。

神门穴

穴位定位

　　位于腕部，腕掌侧横纹尺侧端，尺侧腕屈肌肌腱的桡侧凹陷处。

功效主治：养心安神，可防治心痛、心烦、健忘、失眠、惊悸、怔忡、癫狂等。

手太阳小肠经

小肠上连胃，下接大肠，食物的消化吸收及传输主要是在小肠内进行的。小肠是"受盛之官"，其作用是接受胃已消化的食物，并精选吸收食物的精华，以输送到全身。

经脉循行

经脉体表循行起于手小指尺侧末端，行于上肢外面尺侧，经肩胛、颈、目下到达耳前。从手走向头，一侧计19穴，左右共计38穴。

该经起于手小指外侧端（少泽穴），沿着手背外侧至腕部，出于尺骨茎突，直上沿着前臂外侧后缘，经尺骨鹰嘴与肱骨内上髁之间，沿上臂外侧后缘，出于肩关节，绕行肩胛部，交会于肩上（大椎穴），向下进入缺盆穴，联络心脏，沿着食管，通过横膈，到达胃部，属于小肠。

缺盆部支脉：沿颈部，上达面颊，至目外眦，转入耳中（听宫穴）。

颊部支脉：上行至眶下（颧髎穴），抵于鼻旁，至目内眦（睛明穴），与足太阳膀胱经相接。

主治病症

刺激本经，有润肤的功能，可治疗外眼角及外眼角下部的鱼尾纹、皮肤粗糙、痤疮、肤色枯暗无泽等。主治病症可分为以下两类。

①头面五官疾病，如耳聋、中耳炎等。

②经脉所过部位的疾病，如肩背疼痛、肘背疼痛等。

>> 手太阳小肠经常用保健穴

后溪穴

穴位定位

位于手掌尺侧，微握拳，小指本节（第五掌骨关节）后的远侧掌横纹头赤白肉际处。

功效主治：宁心安神、疏经活络。可防治急性腰扭伤、落枕等。

天宗穴

穴位定位

位于肩胛部，肩胛冈中点与肩胛骨下角连线上 1/3 与下 2/3 交点凹陷处。

功效主治：理气消肿、舒筋活络。可防治肩周炎、乳腺炎、乳腺增生、胸痛、气喘及支气管炎等。

颧髎穴

穴位定位

位于面部，目外眦直下，颧骨下缘凹陷处。

功效主治：祛风镇痉、清热消肿。可防治面肌痉挛、口喎、面肿等。

听宫穴

穴位定位

位于面部，耳屏前，下颌骨髁状突的后方，张口时呈凹陷处。

功效主治：聪耳开窍、祛风止痛。可防治耳聋、耳鸣、牙痛、头痛等。

足太阳膀胱经

很多人以为膀胱只管排尿，实际上膀胱与肾一起主管人的一切骨关节问题，水湿不能通过肾的气化和膀胱的排泄，停留在骨关节之间，日久湿毒就容易引起关节疼痛相关病症。

经脉循行

足太阳膀胱经循行起于目内眦的睛明穴，行于头项，后项背部，在背部分为2支下行，第一支行于距督脉1.5寸，第二支行于距督脉3寸，至下肢，行于下肢后侧正中线，经外踝后至足外侧，最后止于足小趾外侧甲角旁的至阴穴。一侧计67穴，左右共计134穴。

主治病症

刺激本经可调理脏腑功能活动，滋补先天缺陷，改善体质，调理后天不足，纠正失常。另外，刺激本经还可治疗以下病症。

①呼吸系统疾病，如感冒、肺炎、支气管炎、肺结核等。

②心血管系统疾病，如心动过速、心动过缓、心绞痛等。

③消化系统疾病，如肠炎、痢疾、胃炎、消化不良、胃下垂、胆绞痛等。

④泌尿生殖系统疾病，如遗精、遗尿、阳痿、闭经、痛经、月经不调、难产等。

>> 足太阳膀胱经常用保健穴

睛明穴

`穴位定位`

　　位于面部，目内眦角稍上方凹陷处。

功效主治：明目、通络，可防治各类眼部疾病。

肾俞穴

`穴位定位`

　　位于腰部，第二腰椎棘突下，后正中线旁开 1.5 寸。

功效主治：益肾助阳，可防治小便不利、水肿、月经不调、阳痿、遗精、腰膝酸软等。

脾俞穴

`穴位定位`

　　位于背部，第十一胸椎棘突下，后正中线旁开 1.5 寸。

功效主治：健脾和胃，可防治腹胀、腹痛、呕吐、泄泻、胃寒症等。

委中穴

`穴位定位`

　　位于腘横纹中点，股二头肌肌腱与半腱肌肌腱的中间。

功效主治：舒筋活络、凉血解毒，可防治头痛、恶风寒、小便不利、腰背痛、遗尿等。

足少阴肾经

肾的精力充足才能强壮身体，凡体弱多病、未老先衰、精力不济、身体不能强壮，都是肾的精力不足以推动全身气血正常运行的缘故。

经脉循行

经脉体表循行起于足小趾下，从足心行于下肢内面后侧到达腹胸内侧，从左走向胸，一侧计 27 穴，左右共计 54 穴。

该经起于足小趾下，足少阴肾经循行部位起于足小趾下面，斜行于足心（涌泉穴）出行于舟骨转子之下，沿内踝后缘分出，进入足跟，向上沿小腿内侧后缘，至腘内侧，上股内侧后缘入脊内（长强穴），穿过脊柱，属于肾，络膀胱。本经脉直行于腹腔内，从肾上行，穿过肝和膈肌，进入肺，沿喉咙，到舌根两旁。

本经脉一分支从肺中分出，络心，注于胸中，交于手厥阴心包经。

主治病症

刺激本经能够调节人体多种激素水平及内分泌功能，从而促进新陈代谢、预防衰老。另外，刺激本经还可以治疗以下病症。

①泌尿生殖系统疾病，如阳痿、遗精、尿潴留、睾丸炎、痛经、胎位不正、肾炎等。

②头面五官疾病，如耳聋、耳鸣、牙痛等。

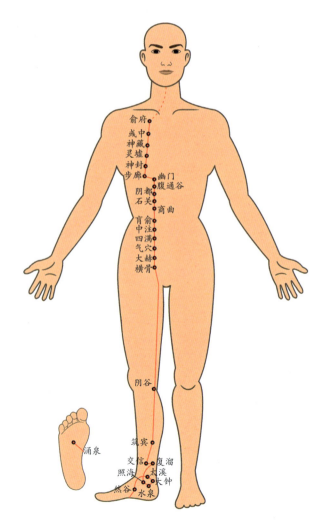

俞府
彧中
神藏
灵墟
神封
步廊　幽门
　　　腹通谷
阴都
石关　商曲
肓俞
中注
四满
气穴
大赫
横骨

阴谷

筑宾
涌泉
交信　复溜
照海　太溪
　　　大钟
然谷　水泉

>> 足少阴肾经常用保健穴

涌泉穴

`穴位定位`

位于足底部，屈足卷趾时足前部凹陷处，约在足底第二、第三趾趾缝纹头端与足跟连线的前 1/3 与后 2/3 交点上。

功效主治：平肝息风、滋阴益肾，可防治头晕、小便不利、休克等。

太溪穴

`穴位定位`

位于足内侧，内踝后方，内踝尖与跟腱之间的凹陷处。

功效主治：壮阳强腰、滋阴益肾，可防治腰痛、月经不调、阳痿、遗精、失眠、小便频数等。

照海穴

`穴位定位`

位于足内侧，内踝尖下方凹陷处。

功效主治：滋阴清热、调经止痛，可防治目赤肿痛、赤白带下、痛经、月经不调等。

复溜穴

`穴位定位`

位于小腿内侧，太溪直上 2 寸，跟腱的前方。

功效主治：补肾益气、利水通淋，可防治水肿、腹胀、盗汗、腹泻、淋证等。

手厥阴心包经

心包是心脏外面的包膜。中医认为，心包有保护心脏的作用，亦视之为心脏的一部分。心包像内臣，负责传达君主的变化，因此心包是最能反映出心脏早期变化的。

经脉循行

经脉体表循行从外侧经胸，行于上肢内侧之中，到达中指末端。从胸走向手，一侧计9穴，左右共计18穴。

该经起于胸中，出属心包络，向下穿过膈肌，络于上、中、下三焦。其中一分支从胸中分出，出胁部当腋下3寸处天池穴，向上至腋窝下，沿上肢内侧中线入肘，过腕部，入掌中，沿中指桡侧至末端中冲穴。另一分支从掌中分出，沿无名指尺侧端行，经气于关冲穴与手少阳三焦经相接。

主治病症

刺激本经，可有效缓解心痛、胸闷、癫狂、腋肿、肘臂挛急、掌心发热、心悸、心烦等各种病症。主治病症可分为以下三类。

①心血管系统疾病，如心动过快、心动过缓、心绞痛及神经官能症等。

②神经疾病，如精神分裂症、神经衰弱、癔症等。

③其他疾病，如胸闷、胃痛、呕吐、肘臂痛、掌心热等。

>> 手厥阴心包经常用保健穴

曲泽穴

`穴 位 定 位`

位于肘横纹中，肱二头肌肌腱的尺侧缘。

功效主治：清暑泻热、和胃降逆，可防治心痛、胃痛、呕吐、烦躁、肘臂痛、上肢颤动、咳嗽等。

内关穴

`穴 位 定 位`

位于前臂掌侧，曲泽与大陵的连线上，腕横纹上 2 寸，掌长肌肌腱与桡侧腕屈肌肌腱之间。

功效主治：宁心安神、和胃理气，可防治心痛、胸痛、胃痛等。

劳宫穴

`穴 位 定 位`

位于手掌心，第二、第三掌骨之间偏于第三掌骨，握拳屈指时中指尖处。

功效主治：清心泻热、开窍醒神、消肿止痒，可防治脑卒中、昏迷、中暑、心痛、口疮、口臭、鹅掌风等。

中冲穴

`穴 位 定 位`

位于手中指末节尖端中央。

功效主治：清心泻热、醒厥开窍，可防治脑卒中、昏迷、舌强不语、中暑、昏厥、舌下肿痛等。

手少阳三焦经

三焦有疏通水液，主持全身水道正常运转的功能。三焦相当于人体的膜系统，细胞膜是人体的渗透系统，掌握水分和可溶性物质的正常进出，起着调节内分泌的作用。

经脉循行

经脉体表循行起于手无名指尺侧末端，从手走向头，一侧计23穴，左右共计46穴。

该经起于无名指尺侧端（关冲穴），向上沿无名指尺侧至手腕背面，上行尺骨、桡骨之间，通过肘尖，沿上臂外侧向上至肩部，向前行入缺盆穴，布于膻中穴，散络心包，穿过膈肌，属上、中、下三焦。

胸中支脉：从胸上出缺盆穴，上至项部，沿耳后直上，出于耳上到额角，再屈而下行至面颊，到达目眶下。

耳部支脉：从耳后入耳中，出走耳前，与前脉交叉于面颊部，到达目外眦，与足少阳胆经相接。

主治病症

三焦是机体元气、津液运行的通道，与人体内分泌、脂肪代谢密切相关，可治疗以下病症。

①头面五官疾病：偏头痛、面神经麻痹、耳鸣、腮腺炎、咽炎、颈部淋巴结肿大等。

②经脉所经部位疾病：如颈项痛、肩背痛、肘臂痛、手背肿痛等。

>> 手少阳三焦经常用保健穴

阳池穴

穴位定位

　　位于腕背横纹中，指伸肌肌腱的尺侧缘凹陷处。

功效主治： 生发阳气、通调三焦，可防治胃痛、肩臂痛、耳聋、咽喉炎、妊娠呕吐、糖尿病等。

外关穴

穴位定位

　　位于前臂背侧，阳池穴与肘尖的连线上，腕背横纹上 2 寸，尺骨与桡骨之间。

功效主治： 清热解表、通经活络，可防治热病、头痛、耳鸣、目赤肿痛等。

支沟穴

穴位定位

　　位于前臂背侧，阳池穴与肘尖的连线上，腕背横纹上 3 寸，尺骨与桡骨之间。

功效主治： 清利三焦、通腑降逆，可防治耳鸣、肩背酸痛、胁肋痛等。

丝竹空穴

穴位定位

　　位于面部，眉梢凹陷处。

功效主治： 明目镇惊，可防治头痛、目眩、目赤痛、眼睑跳动、齿痛、癫痫、面神经麻痹等。

足少阳胆经

胆的生理功能是贮藏排泄胆汁和主决断。胆主决断对于防御和消除精神刺激不良影响，维持全身津液正常运行和代谢，有重要作用。

经脉循行

经脉体表循行起于目外眦，从手走向足，一侧计 44 穴，左右共计 88 穴。

该经起于目外眦（瞳子髎穴），上至头角（颔厌穴），下到耳后（完骨穴），再折向上行，经额部至眉上（阳白穴），又向后折至风池穴，沿颈下行至肩上，左右交会于大椎穴，前行入缺盆穴。其分支从目外眦分出，下行至大迎穴，分支经过下颌角部下行至颈部，入缺盆穴后，穿过膈肌，横向至环跳穴处。直行主干从缺盆穴下行至腋部，沿胸侧，过季肋，下行至环跳穴处与前脉会合，再向下沿大腿外侧、膝关节外缘，行于腓骨前面，浅出外踝之前，沿足背行出于足第四趾外侧端（足窍阴穴）。

主治病症

刺激本经，能够有效治疗腰痛、胸满、呃逆、遗尿、小便不利、疝气、小腹肿等多种疾病。主治病症可以分为以下几类。

①头面五官疾病，如偏头痛、眼痛、颈项痛、牙痛、面神经麻痹、耳鸣等。

②肝胆疾病，如胆绞痛、慢性胆囊炎、急慢性肝炎等。

>> 足少阳胆经常用保健穴

风池穴

`穴位定位`

位于项部，与风府穴相平，胸锁乳突肌与斜方肌上端之间的凹陷处。

功效主治：疏风清热、开窍镇痛，可防治头痛、眩晕、颈痛、落枕、目赤痛、耳聋、脑卒中等。

肩井穴

`穴位定位`

位于肩部，大椎穴与肩峰连线中点，肩部最高处。

功效主治：祛风清热、活络消肿，可防治肩部酸痛、肩周炎、头重脚轻、眼睛疲劳、高血压等。

环跳穴

`穴位定位`

位于股外侧部，侧卧屈股，股骨大转子最凸点与骶管裂孔连线的外 1/3 与中 1/3 交点处。

功效主治：利腰腿、通经络，可防治下肢麻痹、坐骨神经痛等。

阳陵泉穴

`穴位定位`

位于小腿外侧，腓骨头前下方凹陷处。

功效主治：清热化湿、行血祛瘀，可防治半身不遂、下肢痿痹、膝关节炎、高血压、呕吐、黄疸等。

足厥阴肝经

如果将肝的疏泄和藏血功能比作体内水、血、气的"交通总调度"，那么就知道肝是多么的重要。

经脉循行

经脉体表循行起于蹭指外侧端，行于小腿内侧经大腿内面中央至前阴部到达胁下。从足走向腹，一侧计 14 穴，左右共计 28 穴。

该经起于足大趾上毫毛部（大敦穴），经内踝前向上至内踝上八寸处外处交出于足太阴经之后，上行沿股内侧，进入阴毛中，绕阴器，上达小腹，挟胃旁，属肝络胆，过膈，分布于胁肋，沿喉咙后面，向上入鼻咽部，连接于"目系"（眼球连系于脑的部位），上出于前额，与督脉穴会合于巅顶。

"目系"支脉：下行颊里穴，环绕唇内。

肝部支脉：从肝分出，过膈，向上流注于肺，与手太阴肺经相接。

主治病症

刺激本经，能够治疗颜面肌肉松弛、面色发青、雀斑、黄褐斑、痤疮、近视及乳房发育不良等问题，还可以改善晦暗无光的肤色，起到抗衰的美容功能。另外，主治病症还可以分为以下几类。

①泌尿生殖系统疾病，如痛经、睾丸炎、膀胱炎、前列腺炎、疝气等。

②肝胆疾病，如胆囊炎、急慢性肝炎、肝脾肿大等。

>> 足厥阴肝经常用保健穴

太冲穴

穴位定位

位于足背侧，第一、第二跖骨结合部之前的凹陷处。

功效主治：疏肝养血、清利下焦，可防治头晕、眩晕、遗尿、月经不调等。

行间穴

穴位定位

位于足背侧，第一、第二趾间，趾蹼缘的后方赤白肉际处。

功效主治：清热泻火、调经止痛、凉血安神，可防治目赤肿痛、失眠、神经衰弱、月经不调等。

期门穴

穴位定位

位于胸部，乳头直下，第六肋间隙，前正中线旁开 4 寸。

功效主治：疏肝健脾、理气活血，可防治胸胁胀满疼痛、呕吐、腹胀、泄泻、饥不欲食、胸中热等。

章门穴

穴位定位

位于侧腹部，第十一肋游离端的下方。

功效主治：健脾胃、疏肝理气、活血化瘀，可防治腹胀、胃脘痛、胁痛、呕吐等。

保养任脉，防止早衰

任脉有统任全身各阴经的作用，故有"阴脉之海"之称。任又有妊养之意，任主胞胎，为生养之源，与妊育胎儿和女性月经有密切关系。

经脉循行

任脉共包括 24 个穴位。任脉起于小腹内胞宫（男子为精室），下出会阴毛部，经阴阜，沿腹部正中线向上经过关元等穴，到达咽喉部（天突穴），再上行到达下唇内，环绕口唇，交会于督脉之龈交穴，再分别通过鼻翼两旁，上至眼眶下（承泣穴），交于足阳明胃经。

主治病症

刺激本经，能够治疗月经不调、痛经、不孕不育、白带异常、小便不利、疝气、小腹皮肤瘙痒、阴部肿痛、早泄、遗精、遗尿、前列腺疾病，以及腹胀、腹痛、呕吐、呃逆、食欲减退、慢性咽炎、哮喘等病症。

>> 任脉常用保健穴

关元穴

穴位定位

　　位于下腹部，前正中线上，脐中下 3 寸。

功效主治：培元固本、降浊升清，可防治遗精、阳痿、遗尿、尿潴留、荨麻疹、痛经、失眠、痢疾、脱肛等。

气海穴

穴位定位

　　位于下腹部，前正中线上，脐中下 1.5 寸。

功效主治：益气助阳、调经固经，可防治下腹疼痛、四肢无力、大便不通、遗尿、气喘、肠炎等。

神阙穴

穴位定位

　　位于腹中部，脐中央。

功效主治：健运脾胃、温阳固脱，可防治腹痛、脐周痛、四肢冰冷、脱肛、便秘、小便不利等。

膻中穴

穴位定位

　　位于前正中线上，两乳头连线的中点。

功效主治：活血通络、清肺止喘，可防治胸痛、腹痛、呼吸困难、咳嗽、心悸、心绞痛、乳腺炎等。

养护督脉，强身健体

督脉有统督全身阳经的作用，故有"阳脉之海"之称，与脊髓、大脑有密切关系。督脉的两大调节治理功能，分别是与脑有关的精神意志活动方面和与肾有关的生殖器官方面。

经脉循行

督脉共包括 28 个穴位。督脉起于小腹内胞宫（男子为精室），下出会阴部，向后行于腰背正中至尾骶部的长强穴，沿脊柱上行，经项后部至风府穴，进入脑内，沿头部正中线，上行至巅顶百会穴，经前额下行鼻柱至鼻尖的素髎穴，过人中，至上齿正中的龈交穴。

主治病症

刺激本经，能够治疗颈背腰痛、颈部僵硬、烦躁易怒、失眠多梦、畏寒肢冷、头晕、目眩、手足震颤、麻木、神经衰弱、健忘、痴呆、痔疮、脱肛、子宫脱垂及经脉所过部位疾病。督脉与任脉、冲脉相通，与足太阳膀胱经、足少阴肾经相合，联系心、肾、脑。该经脉若发生病变，主要表现为脊柱强直、角弓反张、头痛、项强、眩晕、癫痫、癃闭、遗溺、痔疾、女性不孕等。督脉与诸多经脉交汇，联系诸多脏腑，循脊入脑，因此刺激本经能治疗神经系统疾病、头痛、鼻病、热病、颈背腰骶疼痛僵硬、生殖系统疾病和脏腑病变。

>> 督脉常用保健穴

腰阳关穴

穴位定位

位于腰部，后正中线上，第四腰椎棘突下凹陷中。

功效主治：除湿降浊、强健腰膝，可以防治坐骨神经痛、腰腿痛、下肢痿痹等。

命门穴

穴位定位

位于腰部，后正中线上，第二腰椎棘突下凹陷中。

功效主治：补肾壮阳，可防治遗尿、尿频、赤白带下、滑胎、腰痛、脊强反折、手足逆冷等。

大椎穴

穴位定位

位于后正中线上，第七颈椎棘突下凹陷中。

功效主治：祛风散寒、截疟止痫，可防治风疹、热病、呃逆、项强、骨蒸潮热、五劳虚损等。

百会穴

穴位定位

位于头部，前发际正中直上5寸，或两耳尖连线的中点处。

功效主治：息风醒脑、升阳固脱，可防治头痛、鼻塞、眩晕、脱发、脑卒中失语等。

人体有大药，按摩穴位保健康

按摩的主要功效

按摩疗法在经络保健养生中是非常有效的一种疗法。它运用按摩的各种手法，从上往下或从内往外进行按摩，直接循经于经络，作用于皮肤、末梢神经、血管和肌肉等，促进血液循环和新陈代谢，对内脏起保健作用，同时可以放松肌肉，消除疲劳，治疗一些慢性疾病，恢复人体功能。

疏通经络，调和气血

作为运行气血的通路，经络内属于脏腑，外络于肢节，它将人体的各个部分有机地联系在一起。当经络不通时，机体便会发生疾病，而通过按摩，可以使经络疏通，气血流通，进而消除疾病。《医宗金鉴》曰："按其经络，以通郁闭之气，摩其壅聚，以散瘀结之肿，其患可愈。"如果因为腹部受寒，出现胃痛、腹胀及不思饮食等症状，便可通过按摩胃俞、中脘、足三里等穴来温通经络、驱寒止痛。按摩还能够延缓心肌纤维退化，扩张冠状动脉，增加供血流量，促进血氧和营养物质的吸收，进而加强心脏功能，防治冠心病、脉管病、肌肉僵直、手足麻木、痉挛和疼痛等。

扶正祛邪，增强体质

《灵枢·邪客》曰："补其不足，泻其有余，调其虚实，以通其道，而去其邪。"自我按摩是患者通过自我刺激穴位，增强其扶正祛邪的功能，从而促进自身的消化吸收和营养代谢，保持软组织的弹性，提高肺活量的一种手段。经常进行自我按摩能够使苍白、松弛、干燥的面部皮肤变得红润并且富有弹性，令肥胖者的身体变得灵活，使瘦弱者体重增加、身体强健。

平衡阴阳，调整脏腑

阴阳失调会引发脏腑功能紊乱，从而导致疾病的发生。《黄帝内经》曰："阴盛则阳病，阳盛则阴病。阳盛则热，阴盛则寒。"按摩能够调整脏腑的功能，使之达到阴阳平衡。实践证明，强而快的按摩手法，能够引起神经和肌肉的兴奋；轻而缓的按摩手法，则可以抑制神经、肌肉的功能活动。如果使用轻柔手法对头部进行推按，能够抑制大脑皮质兴奋；如果使用较重的手法进行按揉，则可以兴奋大脑皮质。血糖过高的患者，通过按摩，可以令血糖值下降；血糖过低者，经过按摩，血糖值能够得以升高。除此之外，按摩还可以调整血压、心率，调节胰岛素和肾上腺素的分泌等。

强壮筋骨，通利关节

骨伤疾病会直接影响到运动系统功能，自我按摩能够强健筋骨，令患者的正常功能得以恢复，令因肌肉痉挛、软组织粘连而导致关节失利的患者解痉松黏、滑利关节。实践证明，在病变的关节部位进行按摩，可以促进关节滑液的代谢，增强关节囊和关节的韧性。中医认为肾主骨，为先天之本，小儿先天不足，便容易患上佝偻病；人若肾气亏损，就会过早出现颈椎、腰椎骨质增生等病。经常对肾俞、关元等穴位进行按摩，不仅能够补肾强骨，令全身筋骨强健、关节灵活，还可以防治上述病变。

活血化瘀，消肿止痛，松解粘连

肢体软组织损伤之后，这个部位的毛细血管便会破裂出血，形成局部瘀血及肿胀疼痛的现象。外伤或者出血这些局部的刺激可引起血管的痉挛，通过按摩能够加速局部供血、消散瘀血、松解粘连、消除痉挛、恢复关节功能。如肩周炎患者经过自我按摩并配合肩关节的运动后，能够松解关节周围的粘连，消除局部疼痛而痊愈。

药食同源，食养药补活百岁

「药食同源」是指许多食物与药物之间并无绝对的分界线，同样有「四气」「五味」，能防治疾病。药物以气味偏性纠正人体偏性以恢复阴阳平衡，食物以气味养人之正气，食养药补相结合，助力百姓健康。

「五谷为养，五果为助，五畜为益，五菜为充，气味合而服之，以补精益气。」随着时代的发展，五谷、五果、五畜、五菜具体所指已经发生了变化，但是食治养生仍发挥着重要作用。

五谷为养

【粳米】性味归经：性平，味甘，入脾、胃经。

粳 **米**

营养解析

粳米是我们的主食之一。中医认为，粳米具有补中益气、平和五脏、止烦渴、止泻、壮筋骨、通血脉、强壮滋养等食疗的功效，适量食用能令人强身，拥有好气色。

补虚、调理

粳米粥性平味甘，能补虚，老幼皆宜，病后、产后及体虚者尤为适合。

有益于婴幼儿消化

粳米有益于婴幼儿的发育，能刺激胃液分泌，并有促进脂肪吸收的作用，可促使奶粉中的酪蛋白形成疏松而又柔软的小凝块，益于小儿消化吸收。

治消化不良

煮粳米饭的锅巴，俗称饭焦锅巴，有助消化、止泻作用，可辅助治疗消化不良、饮食积滞、久泻不愈等。

食用宜忌

①身体虚弱、久病初愈、消化力减弱者，老人、婴幼儿、产妇尤宜。
②与栗子同煮食用，可健脾养胃、壮筋骨。搭配山药食用，有助于消化。
③粳米含糖量高，糖尿病患者不宜多食。
④淘米时若用力搓洗，米中的维生素 B_1 和矿物质易流失，故应减少淘洗次数和力度。

跟着《黄帝内经》
学十二时辰养生

必须入睡
23:00—01:00

深度睡眠
01:00—03:00

睡前泡脚
21:00—23:00

静卧防寒
03:00—05:00

饭后散步
19:00—21:00

排便排毒
05:00—07:00

清淡少食
17:00—19:00

温馨养胃
07:00—09:00

排水化淤
15:00—17:00

多多锻炼
09:00—11:00

工作学习
13:00—15:00

午餐小憩
11:00—13:00

养生时钟

胆　肝　肺　大肠　胃　脾　心　小肠　膀胱　肾　心包　三焦

子时前入睡
护肝养阳气

丑时不睡觉
斑点少不了

寅时肺气旺
遇寒不失眠

喝杯温开水
轻松通肠道

按时吃早餐
肠胃自然好

养生不在远方，而在晨昏之间

健康食养方

增强抵抗力
核桃仁粥

材料

核桃仁10克，粳米350克。

制作方法

将核桃仁切碎，备用。砂锅中注入适量清水烧热，倒入洗好的粳米，拌匀。用大火煮开后转小火煮40分钟至粳米熟软。倒入切碎的核桃仁，拌匀，略煮片刻，关火后盛出煮好的粥，装入碗中，待稍微放凉后即可食用。

功效解析

核桃健脑，可提高免疫力，做成粥，易于消化，搭配粳米食用，营养丰富。

开胃消食
芋头饭

材料

芋头260克，瘦肉120克，水发粳米200克，鲜鱿鱼40克，蒜末少许，料酒5毫升，鸡粉2克，盐2克，食用油适量。

制作方法

将芋头切丁，瘦肉剁成末，鱿鱼切条。起锅烧油，倒入瘦肉末、蒜末、鲜鱿鱼条，加料酒、鸡粉、盐炒好后盛出。砂锅中注水烧热，倒入粳米、芋头，煮40分钟。倒入炒好的食材，煮10分钟即可。

功效解析

芋头开胃生津，粳米补中益气。芋头饭营养丰富，口感好，色香味佳。

【小米】性味归经：性凉，味甘、咸，陈者性寒，味苦，入脾、肾经。

营养解析

　　小米营养价值极高，含蛋白质、淀粉、脂肪、钙、磷、铁和烟酸等成分。蛋白质中含谷氨酸、脯氨酸、丙氨酸和蛋氨酸等，适合老人、小孩等身体虚弱者。经常食用有降低血压、预防消化不良、补血健脑的功效，还有减轻皱纹、黑斑、色素沉淀等美容的作用。

健脾、和胃

　　小米中富含人体必需的氨基酸，是体弱多病者的滋补保健佳品。

调节睡眠

　　小米中含有大量的色氨酸，色氨酸有调节睡眠的作用。

补充B族维生素

　　B族维生素具有促进新陈代谢、防止口角生疮的作用。

食用宜忌

①小米适合久病体虚、产妇、老人等人群，兼失眠、反胃、呕吐、腹泻者尤宜。
②小米宜与肉类或豆类食物搭配食用，以弥补小米中缺乏的赖氨酸。
③小米不宜与杏仁一同食用，易致呕吐、腹泻。
④脾胃虚寒、怕冷及气滞者应少吃小米。

补血养胃
红豆小米粥

材料

红豆 35 克，小米 15 克，冰糖 25 克。

制作方法

将锅置旺火上，倒入清水烧开，将备好的红豆倒入锅中煮至熟软。随后将小米也倒入锅中，煮开后转成小火慢慢煮约 40 分钟至红豆软烂。将冰糖倒入锅中，轻搅均匀，继续煮 2 分钟至冰糖溶化，盛入碗中即可。

功效解析

小米含铁量丰富，易被吸收；红豆化湿补脾、利尿。二者搭配食用，营养相补，口感极佳。

治手脚冰冷
羊肉片炒小米

材料

小米 200 克，羊肉片 250 克，鸡蛋 1 个，香椿苗 100 克，食盐 2 克，食用油适量。

制作方法

将香椿苗择净待用。羊肉片焯水，小米洗净焯水，上笼蒸 5 分钟后打入一个鸡蛋黄，拌匀，在锅中炒散成粒盛出。锅中放食用油，倒入小米和羊肉片，调入盐，翻炒均匀，倒入香椿苗，炒匀后即可出锅。

功效解析

小米温胃，羊肉性热，能滋补气血，配上些许绿色蔬菜，健康又美味。

【小麦】性味归经：性凉，味甘，入心经。

小麦

营养解析

小麦是北方人的主要食材，富含淀粉、蛋白质、脂肪、钙、铁、烟酸、维生素 A、维生素 B_1、维生素 B_2 及维生素 C 等，不仅营养价值高，而且有健脾益肾、止血养心的功效，还有滋润皮肤的美容效果。

敛汗、止汗

药用最多的是未成熟的嫩麦，中医称之为浮小麦，对于体虚多汗、口干舌燥的人有疗效。

回乳

小麦发芽后，谷氨酸含量增加，经高温炒制，谷氨酸转变为焦谷氨酸，具有回乳的作用，适合给宝宝断奶的妈妈用。

抗衰老

小麦胚芽油富含维生素 E，可降低血液中胆固醇的亚油酸，能有效预防动脉粥样硬化等心脑血管疾病，对抗老防衰有效。

养心安神

小麦麦麸含有丰富的维生素 B_1 和蛋白质，有舒缓神经的作用。

食用宜忌

①小麦与豌豆同吃，能抑制肠道中有害细菌的增加，有助于肠道健康。
②心悸不安、失眠多梦、喜怒无常等心血不足的人适合食用。
③更年期妇女食用浮小麦，可缓解更年期的不适症状。
④小麦不宜与枇杷一同食用。

健康食养方

养心除烦

红枣小麦粥

材料

水发小麦 200 克，红枣 3 枚，麦冬 15 克。

制作方法

砂锅中注入适量清水烧开，倒入洗好的小麦，放入洗净的红枣、麦冬，搅拌均匀，大火烧开后用小火煮约 90 分钟至食材熟透。揭盖搅拌，关火后盛出煮好的红枣小麦粥，装入碗中即可。

功效解析

小麦助湿之弊，红枣补气养血，麦冬清心除烦。此粥可止汗养心。

清热润肠

小麦胚芽酸奶

材料

牛奶 1000 毫升，小麦胚芽 10 克，酸奶发酵剂 1 克，白糖 50 克。

制作方法

盛放牛奶的容器要先消毒。将酸奶发酵剂加入牛奶中，可以根据自己的口味增减白糖或者不加，搅拌均匀后放入酸奶机中，加热 8 小时即可。取出 200 毫升酸奶待用，小麦胚芽放入料理机中打碎，放入酸奶中搅拌均匀即可饮用。

功效解析

酸奶促进肠胃蠕动，小麦胚芽富含膳食纤维，此甜品清热通便，助益减肥。

【黄豆】性味归经：性平，味甘，入脾、大肠经。

黄豆

营养解析

黄豆富含植物蛋白，可以增强体质和抵抗力，还有降血脂、降血压和减肥的功效，并能补充人体所需的热量，可以预防便秘，适宜老年人食用。

益气养血

黄豆含铁量高，容易被人体吸收利用，常吃黄豆制品对缺铁性贫血有改善作用。

养颜美容

黄豆可以促进肠道蠕动，防止便秘，分解多余脂肪，使人肌肤润泽，气色佳。

预防骨质疏松

黄豆中富含大豆异黄酮，可延缓女性衰老，改善更年期症状、骨质疏松等，可有效降低乳腺癌的发病率。

补充优质蛋白质

品质好的黄豆蛋白质含量可达50%，比鸡蛋的蛋白质含量还高，可满足人体对蛋白质的需求。

食用宜忌

①黄豆要完全煮熟后才可食用，浸泡后可产生豆芽，营养价值高。

②患糖尿病、高血压、高脂血症、冠心病、癌症、缺铁性贫血者，以及营养不良、更年期女性、脑力工作者宜食。

③黄豆中的嘌呤含量高，患嘌呤代谢失常症和尿酸浓度高者不宜食用。

> **健康食养方**

补充蛋白质
黄豆豆浆

材料

水发黄豆 75 克，白糖适量。

制作方法

将已浸泡 8 小时的水发黄豆倒入碗中，加入适量清水，搓洗干净，滤出并沥干水分。将黄豆倒入豆浆机内，加入适量清水至水位线，待豆浆机运转约 15 分钟，即成豆浆，把榨好的豆浆倒入滤网，滤去豆渣，加入适量白糖，搅匀至其溶化，放凉后即可饮用。

> **功 效 解 析**
>
> 黄豆富含蛋白质、维生素和矿物质，营养丰富，可益气养血、健脾补虚，适合体虚者饮用。

补血养颜
黄豆红枣粥

材料

水发粳米 100 克，水发黄豆 50 克，红枣 20 克，白糖适量。

制作方法

砂锅内注入适量清水，倒入泡好的水发粳米、水发黄豆、红枣，用大火煮开后转小火继续煮 40 分钟至食材熟软。加入白糖，拌匀至溶化，关火后装碗即可。

> **功 效 解 析**
>
> 红枣补血养气，黄豆养血益气。此粥能调理血气，排毒养颜，令肌肤润泽，乌黑须发。

【红薯】性味归经：性平，生微凉，味甘，入脾、胃经。

营养解析

红薯能供给人体大量的糖蛋白、维生素 C 和维生素 A，具有补虚乏、益气力、健脾胃、强肾阴，以及和胃、暖胃、益肺等功效。常吃红薯能防止肝脏和肾脏中的结缔组织萎缩，预防胶原病的发生。

减肥健美

100 克鲜红薯仅含 0.2 克脂肪，产生 99 千卡热能，大概为粳米的 1/3，是很好的低脂肪、低热能食品，同时能有效地阻止碳水化合物变为脂肪，有利于减肥、健美。

润肠通便

红薯含有大量膳食纤维，在肠道内无法被消化吸收，能刺激肠道，增强蠕动，通便排毒，尤其对老年性便秘有较好的疗效。

增强免疫力

红薯含有赖氨酸、胡萝卜素，可促使上皮细胞正常成熟，抑制上皮细胞异常分化，消除有致癌作用的氧自由基，阻止致癌物与细胞核中的蛋白质结合，增强人体免疫力。

食用宜忌

①红薯一定要蒸熟煮透再食用。因为红薯中淀粉的细胞膜不经高温破坏，难以消化。

②红薯含有一种氧化酶，这种酶容易在人的胃肠道里产生大量二氧化碳气体，若红薯吃得过多，会致腹胀、打嗝、矢气。

③食用红薯后容易胀气和反酸，胃及十二指肠溃疡、胃酸过多的患者不宜食用。

健康食养方

暖身养胃

红薯山药豆浆

材料

红薯、山药、小麦各 30 克，黄豆 50 克 ，白糖适量。

制作方法

去皮的红薯、山药洗净切块。将已浸泡 8 小时的黄豆倒入碗中，放入小麦，加适量清水洗净。将备好的食材全部倒入豆浆机中，加入适量清水、白糖，豆浆机运转约 20 分钟即成，把煮好的红薯山药豆浆倒入滤网中，滤取红薯山药豆浆即可。

功效解析

红薯滋补肝肾，小麦养心安神，山药健脾又益肺，此豆浆可暖身养胃。

补血养颜

玉米片红薯粥

材料

水发粳米 350 克，红薯块 150 克，玉米片 50 克，白糖适量。

制作方法

砂锅注入适量清水，倒入水发粳米，放入红薯块，用大火煮开后转小火继续煮 40 分钟至食材熟软。加入玉米片、白糖，拌匀煮至糖分溶化，关火后装碗即可。

功效解析

红薯味甘性平，补脾益气；粳米有补虚损、健脾胃之功效。

五畜为益

【牛肉】性味归经：性平，味甘，入脾、胃经。

牛
肉

营养解析

牛肉含蛋白质、脂肪、维生素 B_1、维生素 B_2、磷、铁等。寒冬食牛肉有暖胃的作用，为寒冬补益佳品。中医认为，牛肉有补中益气、滋养脾胃、强健筋骨的功效。适用于中气下陷、气短体虚、筋骨酸软、贫血久病及面黄目眩之人食用。

增强抵抗力

牛肉含有丰富的蛋白质，氨基酸组成比猪肉更接近人体需要，能提高机体抵抗力，对生长发育的青少年及术后、病后有补充失血和修复组织需求的人群特别适宜。

增肌健美

牛肉富含肉毒碱（卡尼汀）和肌氨酸。肉毒碱主要用于支持脂肪的新陈代谢，产生支链氨基酸。肌氨酸是肌肉燃料之源，可有效补充三磷腺苷，使训练能坚持得更久。牛肉对健美运动员增长肌肉起重要作用。

食用宜忌

①高血压、冠心病和糖尿病患者，老年人、儿童及身体虚弱者适合食用。
②牛肉不宜常吃，一周一次为宜。
③有内热及患皮肤病、肝病、肾病的患者忌用。

健康食养方

健脾开胃

洋葱炒牛肉

材料

牛肉 300 克，洋葱片 100 克，红椒片 15 克，姜片少许，盐 3 克，生抽、淀粉、食用油各少许。

制作方法

将洗净的牛肉切片，加少许淀粉、生抽、盐、食用油拌匀，腌渍 10 分钟至入味。锅中烧开清水，倒入牛肉，搅散，焯至断生，捞出备用。锅留底油，倒入姜片爆香，倒入洋葱片、红椒片炒约半分钟，倒入牛肉，放盐拌炒匀，用少许水淀粉勾芡，关火即成。

功效解析

牛肉富含蛋白质，洋葱的营养丰富。此菜可健脾开胃，营养美味，能增强抵抗力。

减脂增肌佳品

西红柿炖牛肉

材料

牛肉 200 克，西红柿 300 克，白糖 30 克，姜、料酒、盐、葱、食用油各适量。

制作方法

将牛肉洗净切成小方块，姜切末，葱切段。热锅注入食用油烧热，放入牛肉块，注入适量清水，加入姜末、料酒、葱段、盐，小火慢炖 40 分钟。倒入西红柿继续炖 5 分钟至熟透。加入白糖，搅匀，关火即可。

功效解析

牛肉富含蛋白质，可补中益气。西红柿富含维生素，还可增色调味，使菜肴色香味俱全。

【羊肉】性味归经：性热，味甘，入脾、胃、肾、心经。

羊肉

营养解析

羊肉较猪肉的肉质更细嫩，较猪肉和牛肉的脂肪、胆固醇含量少。寒冬常吃羊肉可益气补虚、促进血液循环，使皮肤红润，故被称为冬令补品，深受人们欢迎。

增强抗病能力

羊肉肉质细嫩，含有很高的蛋白质和丰富的维生素，容易被消化。常吃羊肉能提高抵抗力，也能提高身体素质。

补血

羊肉含有丰富的铁元素，为补血佳品。

助消化

羊肉可增强消化酶的功能，保护胃壁，有助于消化。

食用宜忌

①体虚胃寒、反胃、中老年体质虚弱者适合食用。

②羊肉性温热，常吃容易上火。因此，吃羊肉时可以搭配一些凉性蔬菜，既能起到清凉、解毒、去火的作用，又能兼顾羊肉的补益功效。

③羊肉与西瓜不能混合食用，食用后会致腹泻等。

健康食养方

善补元气
羊肉山药汤

材料

羊肉块 300 克，山药块 250 克，姜片少许，盐 2 克。

制作方法

锅中注水烧开，倒入洗净的羊肉块，拌匀，煮约 2 分钟后捞出，过冷水。锅中注入适量清水烧开，倒入山药块，倒入姜片、羊肉块，搅拌均匀，用大火烧开后转至小火炖煮约 40 分钟。揭盖加盐调味后盛出即成。

功效解析

此汤具有补血、养颜、强身、通便之功效。

促消化
清炖羊肉汤

材料

羊肉块 350 克，甘蔗段 120 克，姜片 20 克，料酒 20 毫升，盐、鸡粉、胡椒粉各适量。

制作方法

将羊肉块加料酒，焯水。砂锅注水烧开，放入焯过水的羊肉块，再放入甘蔗段、姜片，淋入料酒。大火烧开后用小火炖 1 小时，至食材熟软。揭盖加入少许盐、鸡粉、胡椒粉调味。用中火继续煮片刻，搅拌均匀，使食材入味。

功效解析

羊肉可益气补虚，促进血液循环，增强御寒能力。

【鸡肉】性味归经：性平、温，味甘，入脾、胃经。

鸡肉

营养解析

　　鸡肉除含有维生素C、维生素E外，蛋白质的含量高，有增强体力、强壮身体的作用。中医认为鸡肉具有温中益气、补精添髓、益五脏、补虚损、健脾胃、强筋骨的功效。

延缓衰老

　　鸡皮中含有大量的胶原蛋白，能补充人体所缺少的水分，保持皮肤弹性，延缓皮肤衰老。

补虚健脾

　　鸡汤能促进胃液的分泌，增强食欲，是开胃"良药"。

增强免疫力

　　鸡肉有显著提高免疫机能的效果，增强人体免疫力的作用主要体现在所含有的牛磺酸上。牛磺酸可以增强人的消化能力，起到抗氧化和一定的解毒作用。

食用宜忌

①虚劳瘦弱、营养不良、气血不足、面色萎黄者，以及体质虚弱或乳汁缺乏的产妇，体虚水肿、月经不调、白带清稀频多、神疲无力的女性宜多食。
②忌食多龄鸡头、鸡臀尖。
③凡实证、热证或邪毒未清者均不宜食用。

健康食养方

补充优质蛋白
鸡肉丝瓜汤

材料

鸡胸肉85克，丝瓜120克，姜片、葱花各少许，盐3克，鸡粉3克，水淀粉、芝麻油、食用油各适量。

制作方法

将洗净的丝瓜去皮切成小块；洗好的鸡胸肉切丝，加盐、鸡粉、水淀粉、食用油，腌渍10分钟。锅中注水烧开，放入姜片、丝瓜块，加入盐、鸡粉，倒入鸡肉丝，煮1分钟，淋入芝麻油，拌匀煮沸。将煮好的汤盛出，装入碗中，撒上葱花即成。

功效解析

丝瓜清热生津，解暑除烦；鸡肉低脂、低热量、营养丰富。此汤能祛除油腻，补充蛋白质。

美味家常菜
草菇蒸鸡肉

材料

鸡肉块300克，草菇120克，姜片、鸡粉、葱花各少许，盐3克，生粉8克，生抽、料酒各5毫升，食用油适量。

制作方法

将洗净的草菇切片焯水后装入碗中，放入鸡肉块，加入鸡粉、盐、料酒、姜片、生粉、食用油、生抽，腌渍片刻。取蒸盘，倒入腌好的食材，放入蒸锅，中火蒸15分钟，蒸好后撒上葱花，浇上热油即可食用。

功效解析

鸡肉富含蛋白质，草菇清香浓郁，与鸡肉同蒸，草菇之香浸入鸡肉内，使制成之菜鲜美可口。

【猪肉】 性味归经：性温，味甘、咸，入脾、胃、肾经。

猪肉

营养解析

猪肉纤维较为细软，结缔组织较少，肌肉组织中含有较多的肌间脂肪，因此经过烹调加工后肉质鲜美。其含有丰富的蛋白质、脂肪、碳水化合物、钙、铁、磷等，具有补虚强身、滋阴润燥、丰肌泽肤的作用。

消除疲劳

猪肉维生素 B_1 含量是牛肉的 4 倍以上，是羊肉和鸡肉的 5 倍以上。维生素 B_1 与神经系统的功能关系密切，故能改善产后抑郁症状，消除疲劳。

改善缺铁性贫血

猪肉既可提供血红素（有机铁）和促进铁吸收的半胱氨酸，又可提供人体所需的脂肪酸，因此食用猪肉能改善缺铁性贫血。

增强抵抗力

猪肉营养丰富，烹调做汤羹，适合体弱多病、老年人、病后恢复期等人群食用。

食用宜忌

①普通人均可食用。尤其适宜阴虚、头晕、贫血、大便秘结、营养不良之人，燥咳无痰的老人，产后缺乳的妇女及青少年、儿童也适宜食用。
②猪肉与豆类同食易致腹胀、气滞。

健康食养方

生津润燥方
雪梨猪肉汤

材料

雪梨 300 克，瘦肉 200 克，无花果 50 克，盐、鸡粉各少许。

制作方法

将洗净的雪梨去皮切块，洗净的瘦肉切块。砂煲中倒水烧开，放入瘦肉块、无花果，煮沸后用小火煲煮 15 分钟。放入雪梨块，煮沸后转小火，继续煮 20 分钟，加入盐、鸡粉，拌匀调味，将煲煮好的汤品盛入汤碗中即可。

功效解析

雪梨清热降火，猪肉滋阴润燥。此汤肉质鲜嫩，生津润燥。

清热生津佳品
黄瓜熘肉片

材料

黄瓜 100 克，瘦肉 150 克，葱段、蒜末、盐、水淀粉、料酒、食用油各适量。

制作方法

将洗净的瘦肉、黄瓜切片，肉片加盐、水淀粉、食用油，腌渍片刻。热锅注入食用油，倒入肉片，过油片刻后捞出。锅底留油，倒入葱段、蒜末，煸香。倒入黄瓜片、肉片，加盐炒匀，淋入少许料酒，加少许水淀粉，拌炒均匀至入味，撒入剩余的葱叶，盛出装盘即可。

功效解析

黄瓜利水利尿、清热解毒；瘦肉滑嫩，蛋白质丰富。此菜清淡爽口。

【鸭肉】性味归经：性寒，味甘、咸，入脾、胃、肺、肾经。

营养解析

鸭肉蛋白质含量比畜肉含量高得多，脂肪含量适中且分布较均匀，富含蛋白质、B 族维生素、维生素 E 及铁、铜、锌等重要元素，中医认为其具有养胃滋阴、清肺解热、大补虚劳、利水消肿之功效。

保护心血管

鸭肉中含有较为丰富的烟酸，是构成人体内两种重要辅酶的成分之一，对心肌梗死等心脏疾病的患者有保护作用。

抗炎

鸭肉中的脂肪酸易于消化。所含的 B 族维生素和维生素 E 较其他肉类多，对脚气病、神经炎等防治有较好疗效。

治疗肺结核

鸭肉对肺结核有很好的治疗效果，所以被人们称为肺结核病人的"圣药"。

缓解更年期不适

鸭肉性凉，是肉类中最适合更年期女性的滋阴食物，更年期的女性常吃鸭肉，可缓解心慌、出虚汗、潮热等症状。

食用宜忌

①营养不良、体内有热、水肿、低热、纳差、女性月经量少、大便秘结、虚劳、肿瘤、糖尿病、肝硬化腹水、肺结核、慢性肾炎水肿等患者适宜食用。

②对于素体虚寒、受凉引起的不思饮食、胃部冷痛、腰痛及寒性痛经，以及肥胖、动脉粥样硬化、慢性肠炎者应少食。感冒患者不宜食用。

健康食养方

下饭佳肴
泡椒炒鸭肉

材料

鸭肉 200 克，灯笼泡椒 60 克，泡小米椒 40 克，姜片、蒜末、葱段、生抽、淀粉各少许，豆瓣酱 10 克，盐 3 克，料酒 5 毫升，食用油适量。

制作方法

将灯笼泡椒切块，泡小米椒切段；洗净的鸭肉切块，加生抽、盐、料酒腌渍 10 分钟后焯水。起锅烧油，放入鸭肉块、蒜末、姜片、葱段、料酒、生抽、泡小米椒段、灯笼泡椒块、豆瓣酱，炒匀，注入清水，用中火焖煮熟，大火收汁，勾芡盛出即成。

功效解析

灯笼泡椒健脾开胃，鸭肉具有非常高的食疗价值。泡椒炒鸭肉是一道滋补又下饭的菜肴。

滋补佳品
粉蒸鸭肉

材料

鸭肉 350 克，米粉 50 克，水发香菇 110 克，姜末少许，盐 1 克，五香粉 5 克，料酒 5 毫升。

制作方法

取蒸碗，放入鸭肉，加入盐、五香粉、料酒、水发香菇、姜末、米粉，拌匀。放入上汽蒸锅，大火蒸 30 分钟。揭盖蒸碗倒扣在盘中即可。

功效解析

鸭肉性寒，可作为夏季肉类的首选。有清热凉血、祛病健身之功效。

五果为助

【枣】性味归经：性温，味甘，入胃、肺经。

营养解析

鲜枣不仅维生素C含量高，还富含果糖、葡萄糖、磷、钙、铁、钾、锌等重要元素。其具有净化血液，帮助消化，养颜美容等保健作用。此外，鲜枣不寒不热，具有清凉、解毒、镇静等功效。

补血养颜

鲜枣中富含铁，对防治月经性贫血和产后失血有重要作用。另外枣中含有的环磷酸腺苷，能调节人体的新陈代谢，促进细胞生成，并能增强骨髓造血功能，升高血液中红细胞的含量。

减少皱纹

枣中所含的维生素C是活性很强的抗氧化物质，能参与体内的氧化还原反应，减少黑色素在体内沉积，可有效地减少皱纹及色素沉积。

食用宜忌

①胃虚食少、脾虚便溏、气血不足、营养不良、心慌失眠、贫血头晕者，肿瘤患者以及放疗、化疗而致骨髓抑制不良反应者适宜食用。

②湿热内盛者、小儿疳积和寄生虫病儿、牙病患者、痰湿偏盛之人、腹部胀满者、舌苔厚腻者不宜食用。

健康食养方

美味养颜下午茶

枣糕

材料

红枣、荸荠粉各 100 克，冰糖 40 克。

制作方法

砂锅注水，倒入洗好的红枣煮至熟软，捞出，保留汤水。放入冰糖，拌匀，小火煮至溶化。将荸荠粉倒入碗中，加入清水，拌匀，倒入煮好的红枣汤里，一边倒，一边顺时针搅拌，制成枣糊。将调好的枣糊倒入方形容器中，放入蒸锅，大火蒸 30 分钟至熟，取出晾凉后切块，盛入盘中即可。

功效解析

枣糕含维生素 C、钙、铁等营养成分，可补脾和胃，有养颜之效。

增强抵抗力佳品

枣杏煲鸡汤

材料

鸡肉 500 克，栗子肉 200 克，南杏仁 5 克，红枣 150 克，核桃肉 100 克，姜、盐各 3 克。

制作方法

将鸡肉洗净，焯水。砂煲注水，放入鸡肉、红枣、南杏仁、姜，大火烧开后转小火煲煮 2 小时，至食材熟透。加入核桃肉、栗子肉，煲至熟软，加入盐，拌匀调味，将煲好的汤盛入碗中即可。

功效解析

鸡肉滋补养身，红枣软化血管、安心宁神。此汤可益肾、强筋骨。

【李子】性味归经：性平，味甘、酸，入肝、肾经。

李子

营养解析

李子中含有多种营养成分，有养颜美容、润滑肌肤的作用。李子中抗氧化剂含量高，堪称是抗衰老、防疾病的"超级水果"。李子具有补中益气、养阴生津、润肠通便的功效。

促进消化

李子所含果酸能促进胃酸和胃消化酶的分泌，促进肠胃蠕动，促进消化，增加食欲。李子为胃酸缺乏、食后饱胀、大便秘结者的食疗良品。

降压、通便、镇咳

李子核仁具有药用价值，含苦杏仁甙和大量的脂肪油。药理证实，李核仁有显著的利水降压、加快肠道蠕动和止咳祛痰的作用。

美容养颜

《本草纲目》记载，李花和于面脂中，有很好的美容作用，可以"去粉滓黑黯""令人面泽"，对汗斑、脸生黑斑等有良效。

食用宜忌

①发热、口渴、虚劳骨蒸、肝病腹水、消渴欲饮、贫血者，音哑或失音者，慢性肝炎、肝硬化、头皮多屑而痒者适宜多吃。
②脾胃虚弱、胃酸过多、胃及十二指肠溃疡、体虚气弱、肠胃消化不良者不宜多食。

健康食养方

清热祛火佳肴
李子果香鸡

材料

　　鸡肉块 400 克，李子 160 克，土豆 180 克，洋葱 40 克，红椒片 15 克，盐 2 克，姜片、料酒、食用油各少许。

制作方法

　　将洗净去皮的土豆切块，洋葱切片。鸡肉块焯水。下食用油，热锅，放入姜片、鸡肉块，淋入料酒，注入清水，放入李子，用大火煮沸，加入盐、土豆块，焖 20 分钟。倒入红椒片、洋葱片，用大火炒至熟软，关火后盛出锅中的菜肴即可。

功效解析
　　李子清肝涤热、生津液、利小便，鸡肉提高免疫力。此菜肴生津止渴、清肝除热、利水。

夏季佳饮
李子蜂蜜牛奶

材料

　　李子 200 克，牛奶 400 毫升，蜂蜜少许。

制作方法

　　将洗好的李子切开去核，再切粗条，改切成丁备用。砂锅置火上，倒入牛奶，放入切好的李子拌匀，煮约 5 分钟至汤汁入味。关火后待其放凉，加入蜂蜜拌匀，盛出锅中的汤汁，装入杯中即可。

功效解析
　　李子解渴、提神，此饮品加上牛奶，能有效补充蛋白质，缓解疲劳，非常适合夏天饮用。

【栗子】性味归经：性温，味甘、平，入脾、胃、肾经。

营养解析

栗子富含淀粉、蛋白质、脂肪、B 族维生素等多种营养成分，热量也很高。中医认为栗子有补肾健脾、强身壮骨、益胃平肝等功效。因此，栗子又有了"肾之果"的美名。

益气健脾

栗子中富含碳水化合物，可提供给人体较多热量，帮助脂肪代谢，具有益气健脾、厚补胃肠的显著功效。

防治心脑血管疾病

栗子中含有丰富的不饱和脂肪酸、维生素和矿物质，能防治高血压、冠心病、动脉粥样硬化、骨质疏松等疾病，是抗衰老、延年益寿的滋补佳品。

强筋健骨，延缓衰老

栗子含有丰富的维生素 C，能够维持牙齿、骨骼、血管、肌肉的生理功能，可以预防和治疗骨质疏松、腰腿酸软、筋骨疼痛、乏力等病症，延缓人体衰老，是老年人理想的保健果品。

食用宜忌

①适宜气管炎、咳喘、肾虚、尿频、腰酸、腿脚无力者食用。

②便秘者、产妇、儿童不宜食用。

③栗子与牛肉同吃会降低其营养价值。

④栗子与杏仁同吃容易引起胃痛。

健康食养方

润肤通肠

栗子花生瘦肉汤

材料

板栗肉、花生米各100克，胡萝卜丁40克，瘦肉块、玉米块各100克，姜片少许，高汤适量，盐2克。

制作方法

将瘦肉块焯水。砂锅注入高汤烧开，倒入瘦肉块、玉米块、板栗肉、胡萝卜丁、花生米、姜片，大火烧开后转小火炖2小时，加入盐调味，盛出炖煮好的汤料，装入碗中即可。

功效解析

花生止咳化痰、养生润肺，栗子养胃健脾、润肠。此汤有润肤功效。

秋季家常佳肴

栗子腐竹煲

材料

腐竹20克，香菇块30克，青椒块、红椒块各15克，栗子肉60克，蒜末、葱段各少许，盐、生抽、淀粉、食用油各适量。

制作方法

热锅注入食用油，将腐竹炸至金黄色，栗子肉炸干水分。锅留底油，倒入蒜末、葱段、香菇块，注水，倒入炸好的腐竹、栗子肉，加入生抽、盐、青椒块、红椒块焖熟。将食材盛入砂锅中，勾芡，煮至沸腾，撒上葱段即可。

功效解析

腐竹富含蛋白质，栗子养胃健脾、强筋活血。栗子腐竹煲营养美味。

【杏】性味归经：性微温，味甘、酸，有小毒，入肺经。

杏

营养解析

杏营养丰富，含有多种有机成分和人体所必需的维生素及无机盐类，是一种营养价值较高的水果。杏仁营养更丰富，富含蛋白质、粗脂肪、碳水化合物，还含有磷、铁、钾、钙等无机盐类及多种维生素，是滋补佳品。

抗癌防癌

杏是维生素 B_{17} 含量最为丰富的果品，而维生素 B_{17} 又是有效的抗癌物质，并能抑制癌细胞的分裂繁殖。

降低胆固醇

杏仁含有丰富的维生素 C 和多酚类成分，这种成分不但能够降低人体内胆固醇的含量，还能显著降低心脏病等诸多慢性病的发病率。

止咳平喘、润肺通便

苦杏仁能止咳平喘、润肠通便，可治疗肺痛、咳嗽等疾病。甜杏仁和日常食用的干果大杏仁都偏滋润，有一定的补肺作用。

食用宜忌

①适宜干咳无痰、肺虚久咳及便秘者，以及因伤风感冒引起的多痰、咳嗽气喘、大便燥结者。

②产妇、幼儿、糖尿病患者不宜食用。

③杏味道甘酸，过量食用容易使胃酸激增，损伤胃黏膜。

健康食养方

暖身养胃
杏果炖雪梨

材料

雪梨150克，杏90克，冰糖25克。

制作方法

将洗净的雪梨去皮，切开去核，再切成小块。洗好的杏去除果皮，切取果肉，果肉切成小块备用。锅中注入适量清水烧热，倒入备好的雪梨、杏，搅拌均匀，烧开后转小火煮约15分钟，至其变软。倒入冰糖拌匀，用小火继续煮约10分钟，至冰糖溶化。关火盛出即可。

功效解析

杏果炖雪梨化痰止咳，清热生津，润肺平喘。适用于咳嗽、慢性支气管炎及肠燥便秘等症。

美容养颜
西红柿酸杏汁

材料

西红柿100克，杏50克，白糖4克。

制作方法

将洗好的西红柿去除果皮，切成小瓣；洗净的杏切开，去除果皮再切成小块备用。取榨汁机，选择搅拌刀座组合，倒入备好的西红柿、杏，加入白糖，注入适量温开水，盖好盖，选择"榨汁"功能，榨取蔬果汁。断电后倒出蔬果汁，装入杯中即可饮用。

功效解析

西红柿富含多种维生素，杏含有大量的维生素E。此饮品美容养颜，乃爱美女士必备佳品。

【桃】性味归经：性温，味甘、酸，入肝、大肠经。

桃

营养解析

桃子素有"寿桃"的美称，因其肉质鲜美，又被称为"天下第一果"。桃肉含蛋白质、脂肪、粗纤维、铁、胡萝卜素、维生素 B_1 及挥发油。桃子具有补心、生津之功效，能促进消化液的分泌，增加胃肠蠕动，有助于消化。

补益气血，养阴生津

大病之后，气血亏虚，面黄肌瘦，心悸气短者适宜食用。

防治便秘

桃子富含多种维生素、矿物质及果酸等，纤维成分果胶颇多，有缓解老年人习惯性便秘的功效。

养颜

身体瘦弱、阳虚肾亏者，可用鲜桃数个，同米煮粥食用。常服有丰肌悦色的作用。

食用宜忌

①桃子适宜低血糖者及口干饥渴之时食用。
②适宜低血钾和缺铁性贫血者食用，适宜肺病、肝病、水肿患者食用，适宜胃纳欠佳、消化力弱者食用。
③桃子性温，有内热生疮、痈疖、毛囊炎和面部痤疮者忌食，糖尿病患者忌食。

养眼解渴

桃子胡萝卜汁

材料

桃子120克，胡萝卜85克。

制作方法

将洗净的桃子去头尾，切取果肉，改切成小块；洗好去皮的胡萝卜切条形，改切成丁备用。取榨汁机，选择搅拌刀座组合，倒入切好的桃子、胡萝卜，加入适量温开水，盖上盖子，选择"榨汁"功能，榨取汁水。断电后揭开盖，倒出蔬果汁，撇去浮沫即可。

功效解析

胡萝卜素在人体转化成维生素A能明目、改善视疲劳，桃子清甜沁人心脾。此汁可养眼解渴。

补气安胎

桃子香瓜汁

材料

桃子85克，香瓜65克。

制作方法

将洗好的桃子切取果肉，再切成小块；洗净去皮的香瓜切瓣，去籽，改切成小块备用。取榨汁机，选择搅拌刀座组合，倒入桃子、香瓜，注入适量温开水，盖上盖，选择"榨汁"功能，榨取果汁。断电后揭开盖，倒出汁，装入杯中即可。

功效解析

桃子香瓜汁可缓解便秘，改善肾病、心脏病，同时有利尿功效。

五菜为充

【菠菜】性味归经：性凉，味甘、辛，入大肠、胃经。

菠菜

营养解析

菠菜有"营养模范生"之称，它富含类胡萝卜素、维生素 C、维生素 K、矿物质等多种营养成分，具有促进肠道蠕动的作用，有利于排便，能促进生长发育、增强免疫力，促进人体新陈代谢，延缓衰老。

通肠胃

菠菜富含植物粗纤维，具有促进肠道蠕动的作用，有利于排便，对于痔疮、慢性胰腺炎、便秘等病症有治疗作用。

补充叶酸

孕妇常吃菠菜有利于胎儿大脑神经的发育，可以有效预防胎儿先天性缺陷等疾病的发生。

保护视力

菠菜中所含的胡萝卜素，在人体内转变成维生素 A，能保护视力，缓解视疲劳，维生素 A 缺乏会出现夜盲症、皮肤干燥等病症。

食用宜忌

①电脑工作者，爱美者，糖尿病、高血压、便秘、贫血、坏血病、皮肤粗糙、过敏者适宜食用。

②患有尿路结石、肠胃虚寒、大便溏薄、脾胃虚弱、肾功能虚弱、肾炎和肾结石等病症者不宜多食或忌食。

健康食养方

上班族补充营养必备
芝麻菠菜

材料

菠菜 100 克，芝麻适量，盐、芝麻油各适量。

制作方法

将洗好的菠菜切成段。锅中注入适量清水，大火烧开，倒入菠菜段，搅匀煮至断生。将菠菜段捞出，沥干水分待用。菠菜段装入碗中，撒上芝麻、盐、芝麻油。搅拌使食材入味。拌好的菠菜装入盘中即可。

功效解析

菠菜能促进肠道蠕动；芝麻滋阴润肺，是大脑的优质营养补充剂。此菜是上班族必备。

补血佳品
菠菜猪肝汤

材料

菠菜 100 克，猪肝 70 克，姜丝少许，高汤、料酒、水淀粉、胡椒粉各适量，盐 2 克。

制作方法

将猪肝洗净切片，加料酒、盐、水淀粉拌匀腌渍片刻；菠菜洗净，对半切开。锅中倒入高汤，放入姜丝、盐、料酒烧开，倒入腌渍好的猪肝煮沸，放入菠菜，煮 1 分钟，撒入胡椒粉后盛出即可。

功效解析

菠菜能促进肠道蠕动，此汤具有生血养血、润燥滑肠的作用。

【韭菜】性味归经：性温，味甘、辛，入肝、肾经。

营养解析

韭菜含蛋白质、脂肪、纤维素，还有大量的胡萝卜素、核黄素。此外，韭菜含有挥发性的硫化丙烯，具有辛辣味，有促进食欲的作用。中医认为韭菜能温中行气、补肝肾、壮阳固精，适用于跌打损伤、带下等症状。

乌发亮发

韭菜中的含硫化合物能使黑色素细胞内酪氨酸系统功能增强，从而改变皮肤毛囊的黑色素，消除皮肤白斑，并使头发乌黑发亮。

补肾温阳

韭菜又叫"起阳草"，具有补肾温阳的食疗功效，能促进生发。

抗疲劳

韭菜中独特气味的来源就是蒜氨酸，它能在蒜氨基酶的作用下转为大蒜素，遇到维生素 B_1 会结合生成蒜硫胺素，加速疲劳物质——乳酸的分解，具有抗疲劳的食疗功效。

食用宜忌

①夜盲症、干眼病、体质虚寒、皮肤粗糙、便秘、痔疮患者适宜多吃韭菜。

②阴虚火旺、消化不良、肠胃功能较弱者应少吃韭菜。

③老韭菜纤维多而粗糙，不易被人体肠胃消化吸收，加之夏季胃肠蠕动功能降低，多食会引起胃肠不适或腹泻，因此夏季炎热胃肠蠕动弱时不宜多食。

健康食养方

温肾壮阳
韭菜炒鸡肉

材料

鸡胸肉250克，韭菜360克，盐、生抽、料酒、鸡精、食用油各适量。

制作方法

将鸡胸肉洗净切片，韭菜洗净切段。热锅中注入食用油，放鸡胸肉片煸炒至变色，加少许料酒、生抽，然后把韭菜段放入一起翻炒，至韭菜变软，加适量的盐、鸡精炒匀，即可出锅。

功效解析

韭菜补益肝肾，鸡胸肉滋补养身。此菜滋味鲜美，营养丰富。

防治心脑血管疾病
韭菜苦瓜汤

材料

苦瓜150克，韭菜65克，食用油适量。

制作方法

将洗好的韭菜切碎，待用。洗净的苦瓜对半切开，去瓤，再切成片。用食用油起锅，倒入苦瓜片，翻炒至变色，倒入处理好的韭菜，快速翻炒出香味。注入适量清水，搅匀，用大火煮至食材变软，关火后盛出煮好的汤料即可。

功效解析

韭菜活血散瘀，苦瓜排毒瘦身。此汤养血益气，可防治心脑血管疾病。

【冬瓜】性味归经：性寒凉，味甘，入肺、大肠、小肠、膀胱经。

冬瓜

营养解析

冬瓜中抗坏血酸、硫胺素、核黄素及烟酸含量较高，不含脂肪，膳食纤维含量高，营养丰富。中医认为冬瓜的肉、皮、子、藤、叶均可入药，冬瓜皮以利尿见长，冬瓜子以健脾养颜、止咳化痰见长。常吃冬瓜有利于身体健康。

降压降脂

冬瓜含有 8 种矿物质，其中钾含量显著高于钠含量，属典型的高钾低钠型蔬菜，对需进食低钠食物的肾脏病、高血压、水肿病患者大有益处。

减脂美肤

冬瓜中所含的丙醇二酸，能有效地抑制糖类转化为脂肪，其本身不含脂肪，富含膳食纤维，可以帮助减脂和形体健美。

利尿消肿

除高钾低钠特点外，冬瓜含有葫芦巴碱，能促进人体新陈代谢，促进尿液形成，从而达到利尿消肿的效果。

食用宜忌

①适宜肾脏病、水肿病、肝硬化腹水、癌症、脚气病、高血压、糖尿病、动脉粥样硬化、冠心病、肥胖及缺乏维生素 C 者。
②冬瓜性寒凉，脾胃虚弱、肾脏虚寒、久病滑泄、阳虚肢冷者忌食。
③烹饪时可加入姜等温热的食材或调料，以中和冬瓜的寒凉属性。

健康食养方

美味营养

香菇冬瓜鸡汤

材料

冬瓜 500 克，香菇 50 克，鸡肉 300 克，姜片少许，盐 8 克，鸡粉 4 克，胡椒粉 3 克，料酒、食用油各适量。

制作方法

将冬瓜去皮切块，香菇去蒂切片，鸡肉斩块焯水。用食用油起锅，下入姜片、鸡肉块，淋上料酒，注入清水，倒入冬瓜、香菇，用大火烧开。倒入砂煲中，煮沸后小火煮至食材熟透，加入盐、鸡粉、胡椒粉调味，关火盛出即可。

功效解析

冬瓜清热解暑，非常适合夏日食用。加入香菇提味，与鸡肉同煮，既营养又清凉。

健康瘦身餐

冬瓜菠萝汁

材料

冬瓜 100 克，菠萝肉 90 克。

制作方法

将冬瓜去皮后切成小块，菠萝肉切成小块。取出备好的榨汁机，倒入切好的冬瓜块、菠萝块。注入适量的温开水。选择"榨汁"功能，榨出蔬果汁。断电后倒出蔬果汁，装入杯中即可。

功效解析

冬瓜有清热、解渴、利尿的作用。菠萝酸甜，含大量果胶、蛋白酶等，生津止渴，促进肠蠕动。

【白萝卜】性味归经：性凉，味辛、甘，入肺、胃经。

白萝卜

营养解析

白萝卜含芥子油、淀粉酶和膳食纤维，能促进胃肠蠕动，促进消化。民间有"冬吃萝卜夏吃姜，不用医生开药方"的说法。《本草纲目》称之为"蔬中最有利者"。

防癌

白萝卜含有木质素，能提高巨噬细胞的活力，吞噬癌细胞。此外，白萝卜所含的多种酶，能分解致癌的亚硝酸铵，具有防癌作用。

嫩肤抗衰

白萝卜中含有丰富的维生素，特别是叶子中，维生素 C 的含量很高。维生素 C 能防止皮肤老化，阻止色斑的形成，保持皮肤的白嫩。此外，维生素 A 和维生素 C 都有抗氧化的作用，可以有效抑制癌症，也可以预防动脉粥样硬化等。

食用宜忌

①头屑多、头皮痒、咳嗽、鼻出血者适宜食用。

②胃溃疡、十二指肠溃疡、慢性胃炎、单纯性甲状腺肿、先兆流产、子宫脱垂等患者忌吃。

③现代营养学研究证实，白萝卜含丰富的淀粉酶，能助消化和消除胃肠胀气。

健康食养方

治咳嗽良方
蜜蒸白萝卜

材料
白萝卜 350 克，枸杞子 8 克，蜂蜜 50 克。

制作方法
将洗净去皮的白萝卜切成条，备用。取一个干净的蒸盘，放上切好的白萝卜，摆好，再撒上洗净的枸杞子。蒸锅上火烧开，放入装有白萝卜的蒸盘，盖上盖，用大火蒸约 5 分钟，至白萝卜熟透。揭开盖，取出蒸好的萝卜条，趁热浇上蜂蜜即成。

功 效 解 析
蜂蜜有滋润作用，白萝卜能润肺、消炎。二者搭配，可治疗咳嗽。

养心安神
萝卜麦枣甘草汤

材料
白萝卜 50 克，小麦 80 克，排骨 250 克，红枣 10 枚，甘草 5 克，盐、鸡粉适量。

制作方法
将洗净去皮的白萝卜切块，排骨焯水。砂锅注水烧开，倒入排骨、甘草、小麦，用大火煮开后转小火煮 1 小时。放入白萝卜块、红枣，继续煮 10 分钟至食材熟透。揭盖，加入盐、鸡粉，拌匀调味。关火后盛出，装入碗中即可。

功 效 解 析
红枣益气，甘草清热解毒，白萝卜清热生津。此汤养心安神、清热止渴。

【四季豆】性味归经：性平，味甘，入脾、胃经。

四季豆

营养解析

四季豆含蛋白质、氨基酸、维生素、膳食纤维等营养成分，以及钙、铁等多种元素。

中医认为其能化湿而不燥烈，健脾而不滞腻，为治疗脾虚湿停常用之品。有调和脏腑、益气健脾、消暑化湿和利水消肿的功效。

补益心脏

四季豆中含有可溶性纤维，可降低胆固醇，且还富含维生素 A 和维生素 C。同时，四季豆又是常量元素钾、镁的重要来源，能很好地稳定血压，减轻心脏的负担。

强壮骨骼

虽然四季豆的钙含量不是很多，但是它含有大量的维生素 K。有研究表明，维生素 K 能增加骨质疏松患者的骨密度，降低骨折的风险。

食用宜忌

①皮肤瘙痒、急性肠胃炎、水肿、失眠、食欲不振、心脏病、动脉粥样硬化、高血脂、低血钾和忌盐患者适宜常吃四季豆。

②有功能性消化不良、慢性消化道疾病者不宜食用四季豆，因为四季豆在消化过程中易产生过多的气体，使人胀气。

健康食养方

强化牙齿釉质
凉拌四季豆

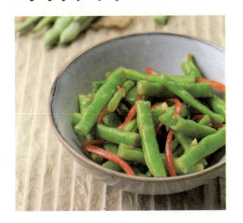

材料

四季豆200克，红椒10克，蒜末少许，盐3克，生抽3毫升，鸡粉、陈醋、芝麻油、食用油各适量。

制作方法

将洗净的四季豆切成长段，红椒切丝。锅中倒水烧开，加入食用油、盐，倒入处理好的四季豆、红椒丝，煮3分钟。把四季豆、红椒丝倒入碗中，放入蒜末，加入适量盐、鸡粉，再加入少许生抽、陈醋，淋入少许芝麻油，用筷子拌匀至入味，将拌好的四季豆装盘即可。

功效解析

四季豆富含蛋白质和多种氨基酸，简易拌制后更是色香味俱全，可增加食欲。

荤素均衡佳肴
虾酱四季豆

材料

四季豆400克，虾酱1匙，盐2克，白糖10克，蒜头半个，食用油适量。

制作方法

将四季豆去掉筋络切成小段，炒锅加水，烧开后加入食用油、盐，焯至八成熟，捞起过冷水。蒜头去皮切片，炒锅放油，油温后放入蒜片煸香，再倒入处理好的四季豆煸炒3～4分钟，加入虾酱、盐、白糖，炒匀盛出即可。

功效解析

四季豆含有不饱和脂肪酸等营养成分，虾酱四季豆荤素搭配，健康营养，口感独特。